OPHTHALMOSCOPIE CLINIQUE

OPHTHALMOSCOPIE CLINIQUE

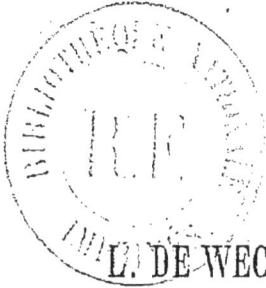

PAR

L. DE WECKER ET J. MASSELON

AVEC 40 PHOTOGRAPHIES HORS TEXTE

PARIS

OCTAVE DOIN, ÉDITEUR
8, PLACE DE L'ODÉON, 8
—
1881

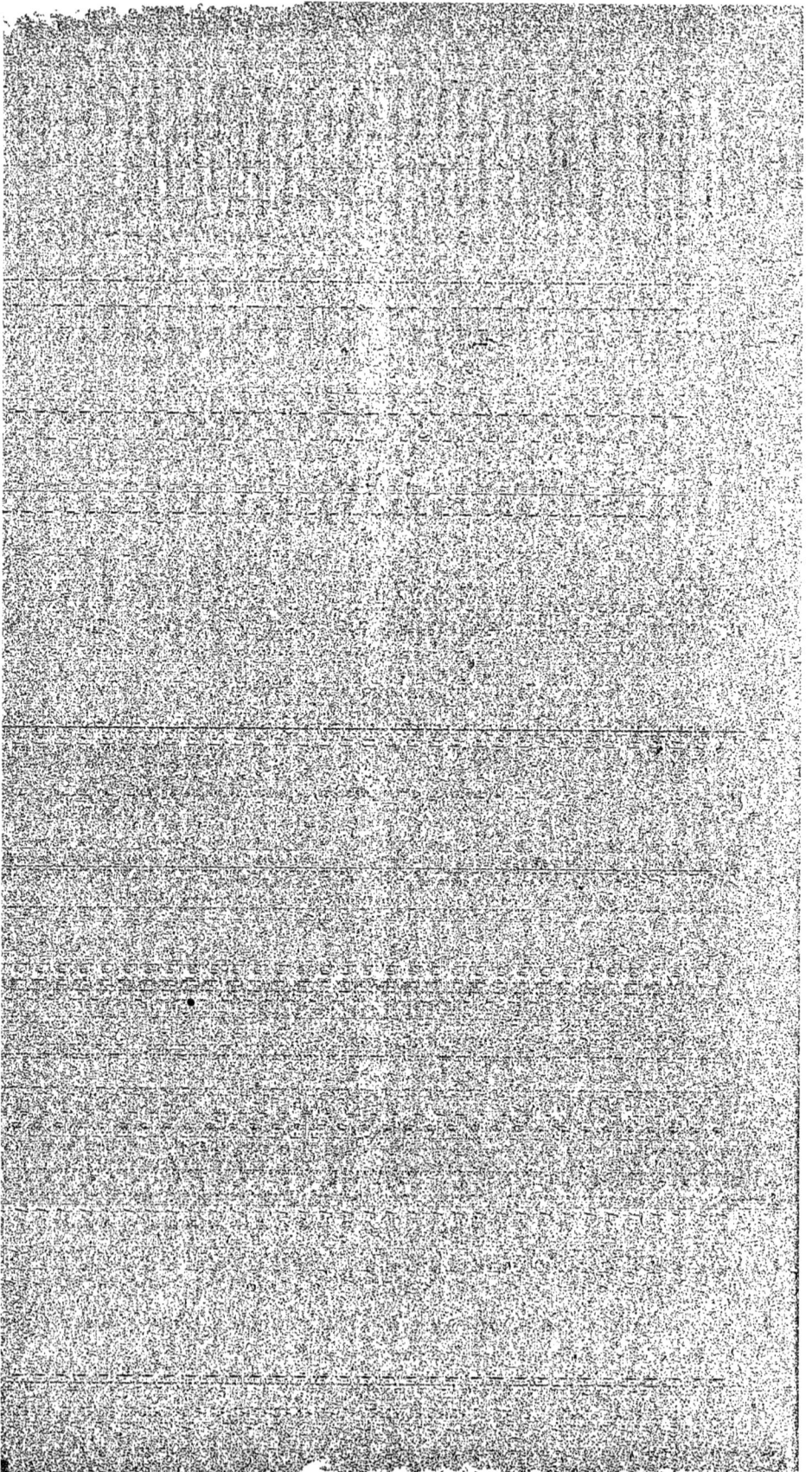

AUX ÉTUDIANTS

DES FACULTÉS DE MÉDECINE

DE FRANCE

L. DE WECKER ET J. MASSELON.

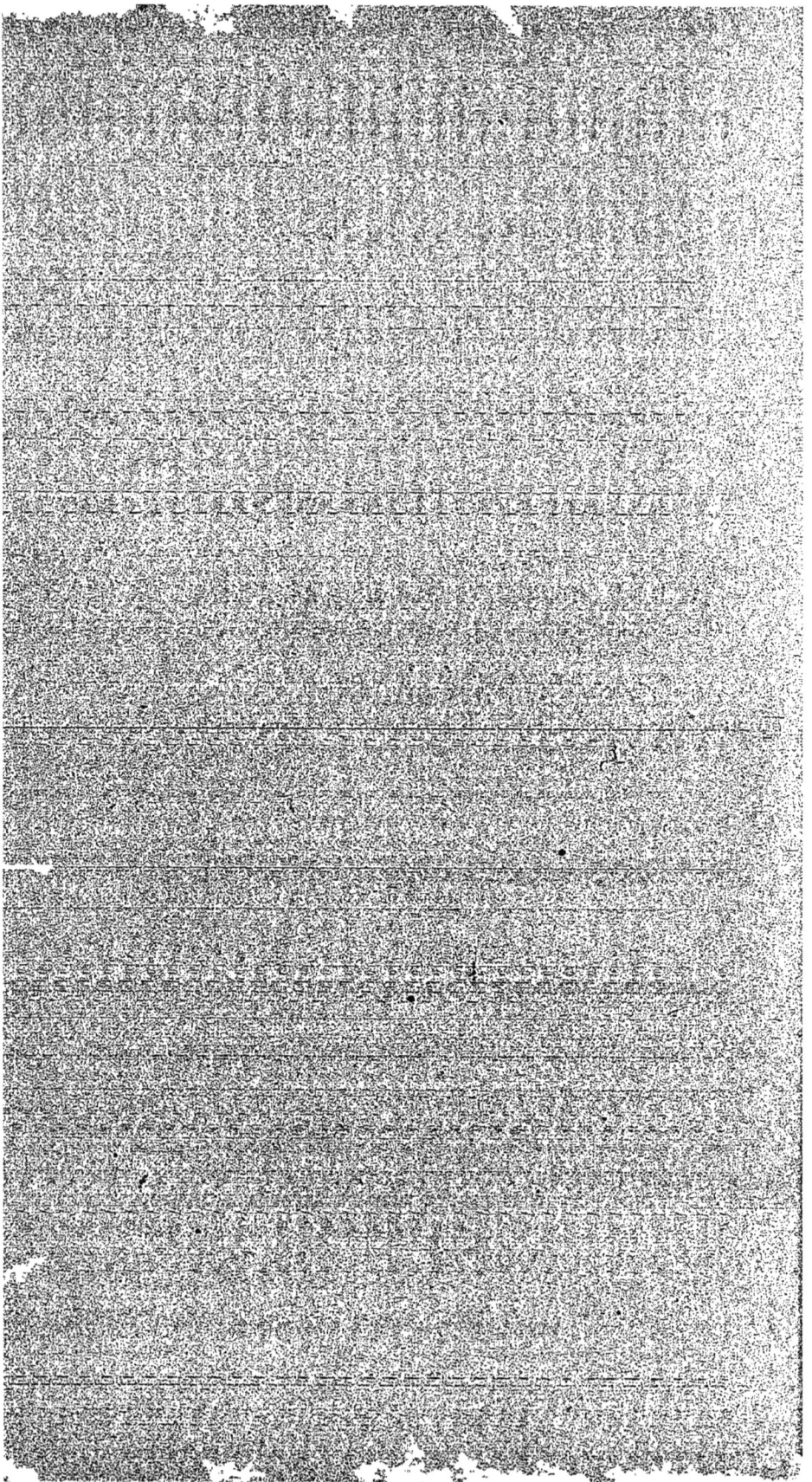

INTRODUCTION

Nous nous sommes surtout proposés, dans la rédaction de ce livre, de résumer les divers symptômes ophthalmoscopiques à l'aide desquels s'établit le diagnostic des affections du segment postérieur de l'œil, en nous inspirant uniquement des signes que nous fournit journellement l'examen clinique des malades, et en laissant de côté tout ce qui n'est pas du domaine de la pratique. Notre désir serait de venir en aide aux étudiants et aux praticiens qui, après s'être quelque peu familiarisés avec le maniement de l'ophthalmoscope, trouveraient là le moyen d'interpréter les images si variées que peut présenter le fond de l'œil, qu'il s'agisse d'un état physiologique ou pathologique. Avec un peu d'exercice, on arrive assez vite à obtenir une image nette des parties

profondes de l'œil ; les difficultés commencent
lorsqu'il s'agit de caractériser ce qu'on a vu. Un
point essentiel est de bien pouvoir se rendre
compte où cesse l'état normal ; aussi, après une
rapide indication de l'emploi de l'ophthalmoscope
et de l'exploration des milieux de l'œil, nous ap-
pesantirons-nous sur les aspects variés que peut
offrir un œil physiologique. Nous étudierons
ensuite les affections du nerf optique, de la rétine
et de la choroïde. Pour faciliter l'intelligence de
nos descriptions, on trouvera à la fin de l'ouvrage
une série de dessins que nous avons pris avec
grand soin sur les malades qui fréquentent la clinique. La photographie étant le mode de repro-
duction le plus fidèle, c'est à elle que nous nous
sommes adressés pour retracer ces dessins. Il est
vrai que nous sommes ainsi privés du coloris que
l'on trouve dans les publications analogues faites
en chromolithographie, mais nous observerons
que ces dessins coloriés ne sont souvent que de
semblables images imprimées en rouge, couleur à
laquelle, sur quelques planches, on a adjoint des
tons bleus ou verts que l'on n'observe guère dans
la nature. Les nuances que présentent les diverses
parties du fond de l'œil sont si complexes, si sub-

tiles, qu'il est fort difficile d'en donner une idée quelque peu précise, surtout si les croquis de l'auteur doivent passer par des mains étrangères et s'adapter aux ressources de la chromolithographie, raisons qui nous consoleront de n'offrir au lecteur que des dessins en noir.

Paris, juillet 1880.

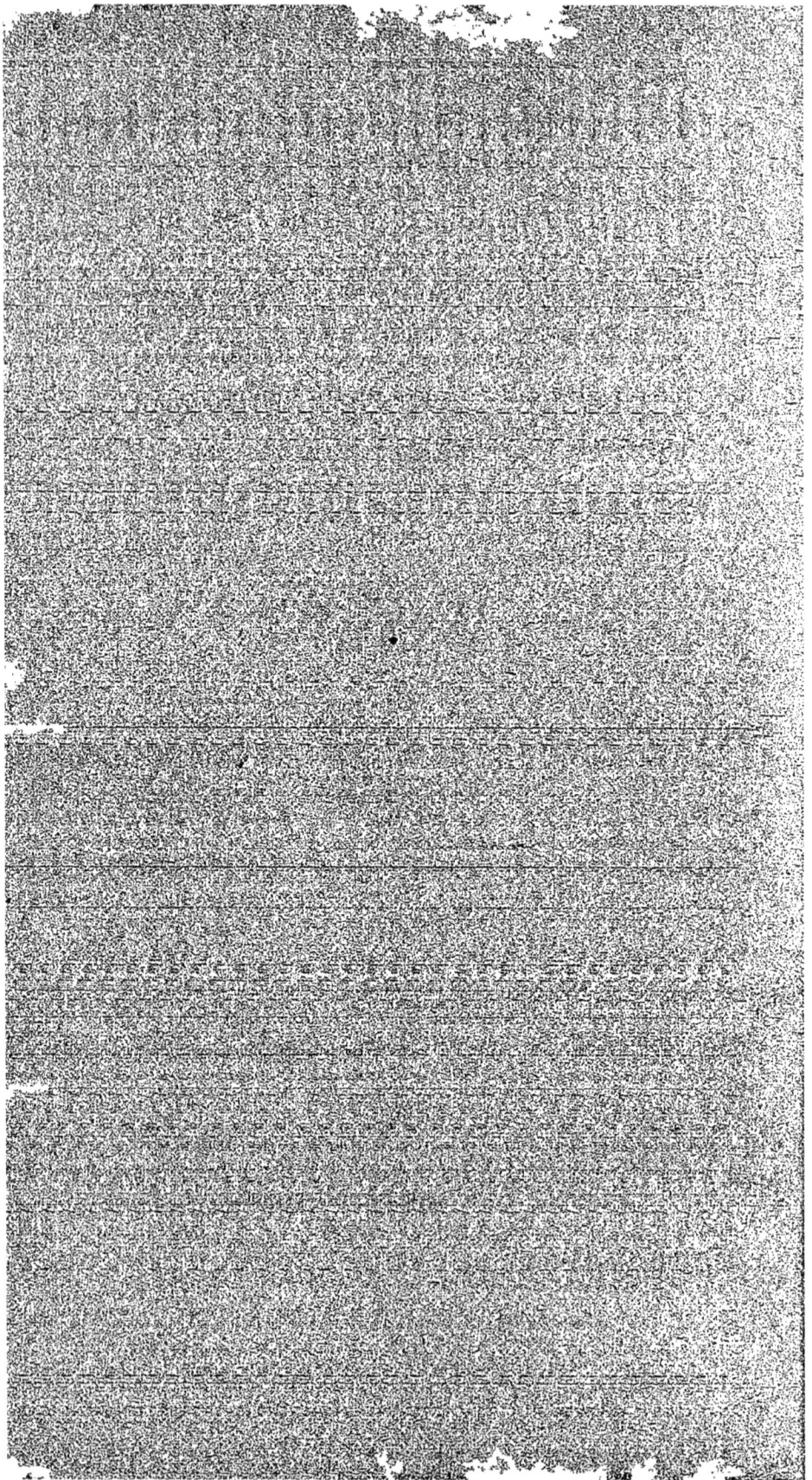

OPHTHALMOSCOPIE CLINIQUE

CHAPITRE PREMIER

DE L'EMPLOI DE L'OPHTHALMOSCOPE.

L'ophthalmoscope, ce merveilleux instrument ima-
giné par Helmholtz, se résume en un miroir propre
à diriger les rayons d'une source lumineuse quelconque dans l'intérieur de l'œil que l'on se propose
d'observer. Ainsi une lampe étant placée à côté du
sujet, par une inclinaison convenable donnée au miroir, un faisceau de rayons est dirigé à travers la
pupille et éclaire les membranes profondes de l'œil ;
celles-ci, dans certaines conditions, peuvent alors
être vues avec ce seul instrument, grâce à un petit
trou dont on est percé le miroir et derrière lequel
l'observateur place son œil.

Mais il est nécessaire pour cela que celui qui observe sache comment il doit adapter son œil et dans
quel point il lui faut se placer. La nature et la forme du

miroir n'ont d'influence que sur la somme de lumière projetée dans l'œil, mais ne modifient en rien la marche des rayons sur le prolongement desquels se forme l'image. Un miroir plan, tel que le miroir d'acier poli de Coccius, ne projetant dans l'œil que des rayons parallèles, fournit une image moins éclairée, pour une semblable source lumineuse, qu'un miroir concave de verre étamé qui fait converger sur le même point un plus grand nombre de rayons; mais quel que soit le miroir dont on fasse usage, la position de l'image n'en est nullement modifiée. Il est encore important de savoir que si l'on a soin de commander au patient de regarder dans le fond de la chambre noire, où se font les examens ophthalmoscopiques, son accommodation n'entre pas en jeu, et la marche des rayons ne se trouve pas non plus de ce côté influencée, les conditions étant alors les mêmes que si l'on avait fait usage de mydriatiques.

Si donc, comme nous l'indiquions plus haut, nous nous proposons d'explorer les parties profondes d'un œil avec le réflecteur seul, voyons ce qui se passe dans les diverses conformations d'yeux qui peuvent se présenter.

USAGE DU SIMPLE MIROIR. IMAGE DROITE.

1° Supposons d'abord qu'il s'agisse de l'œil type, c'est-à-dire d'un œil *emmétrope* (1). Celui-ci étant par

1. Le point sur lequel on veut faire porter l'exploration étant habi-

définition adapté au repos de son accommodation pour des rayons parallèles, il arrivera nécessairement que les rayons réfléchis par le fond de cet œil éclairé, s'échapperont en dehors parallèlement, et que l'image du point exploré se formera sur le prolongement de ces rayons, c'est-à-dire à l'infini, *punctum remotum* de l'œil emmétrope. Ainsi dans de telles conditions, il faut donc que l'observateur, après avoir convenablement incliné son miroir et dirigé la lumière réfléchie à travers la pupille, relâche complétement son accommodation (nous supposons ici, comme pour les explications qui suivront, que l'observateur est lui-même emmétrope) et se comporte comme s'il voulait voir au loin, à travers la tête du malade.

Attendu qu'il s'agit de rayons parallèles, la distance à laquelle on se place de l'œil observé est indifférente pour la grandeur et la netteté de l'image ; toutefois il y aura avantage à se rapprocher de l'œil du patient, afin d'étendre le champ d'observation, surtout si l'on n'a pas préalablement dilaté la pupille. Cette recommandation est d'autant plus urgente qu'il s'agit d'une image considérablement amplifiée : le grossissement étant en effet évalué à vingt fois environ.

En procédant comme nous venons de l'indiquer,

tuellement la papille, comme le nerf optique ne traverse pas le pôle postérieur de l'œil, mais pénètre un peu en dedans, il faudra que le malade regarde, non pas en face, mais obliquement. Ainsi s'il s'agit d'un œil droit, on donnera à cet œil une direction telle que la ligne visuelle passe à peu près vers l'oreille droite de l'observateur, et inversement pour l'œil gauche.

l'image ainsi observée est une *image droite*. On s'en convaincra aisément en recherchant dans quel sens se transporte l'image lorsque l'observateur lui-même se déplace. Si en effet ayant fixé son attention sur un point du fond de l'œil, un vaisseau, par exemple, l'observateur fait un petit mouvement à droite, il verra le point observé se déplacer du même côté.

Nous avons dit que dans le cas d'emmétropie, l'image était vue sur le prolongement de rayons parallèles, pour s'assurer qu'il en est bien ainsi et acquérir la démonstration que l'on a effectivement affaire à un œil emmétrope, il faudra se convaincre que l'on a soi-même relâché absolument son accommodation. On en aura la preuve en constatant que l'interposition du moindre verre convexe derrière le trou du miroir trouble l'image, à condition que l'on veille à ce que la détente donnée à l'accommodation, soit aussi complète que possible.

2° Admettons maintenant que l'œil observé soit *hypermétrope*. Là l'œil, au repos de son accommodation, est adapté pour des rayons convergents; de telle façon que si on éclaire le fond de cet œil avec un miroir ophthalmoscopique, les rayons renvoyés par la surface éclairée sortiront divergents. C'est sur le prolongement de ces rayons que sera vue l'image : ceux-ci iront se réunir en arrière de l'œil à une distance variable *(punctum remotum)* suivant le degré de l'hypermétropie, et représentant la longueur focale de la lentille convexe qui corrige l'hypermétropie. Ainsi en admettant une hypermétropie de 5 dioptries, l'image se formera à 20 centimètres en arrière du point nodal de l'œil observé, c'est-à-dire environ à 20 cent. 5 au delà de la cornée. Pour que l'observateur obtienne une image nette, il faudra donc qu'il regarde, non plus à l'infini, mais, dans notre exemple, à la distance que nous venons d'indiquer ; ce qui l'obligera à déployer une certaine force accommodative, équivalente à près de 5 dioptries s'il se tient à une petite distance de l'œil observé.

Si, par l'exercice, on devient suffisamment maître de son accommodation pour en faire complète abstraction, on conçoit qu'en remplaçant celle-ci par un verre convexe, on pourra ainsi obtenir la mesure de l'hypermétropie.

Outre l'action exercée sur l'étendue du champ d'exploration, on voit que la distance à laquelle se placera l'observateur, s'il ne fait pas usage de verres correcteurs, aura une influence sur la somme de force accommodative à mettre en jeu pour obtenir une image nette. Dans l'exemple ci-dessus, si l'observateur se place à 4 cent. 5 de l'œil qu'il observe, il se trouvera alors à 25 centimètres de l'image, et devra par conséquent faire un effort d'accommodation équivalent à 4 dioptries. En s'éloignant davantage, il faudrait un effort moindre. Dans les très-hauts degrés d'hypermétropie, tels qu'on les observe à la suite de l'extraction de la cataracte, l'image se forme très-près de l'œil, quelquefois à

1.

quelques centimètres seulement lorsque l'hypermétropie acquise atteint 12 et 13 dioptries ; il pourra
alors être nécessaire, afin que l'image devienne nette,
que l'on s'éloigne quelque peu de l'œil.

Comme dans le cas précédent, on constatera encore que l'on a aussi affaire à une *image droite*. On
s'assurera que c'est bien un œil hypermétrope que
l'on observe, c'est-à-dire que l'on a dû effectivement
faire un effort d'accommodation pour rendre l'image
précise, en vérifiant la possibilité d'obtenir une image
qui offre la même netteté, bien que l'on interpose
derrière le miroir un verre convexe (n'excédant pas
l'hypermétropie) (1). La force accommodative à déployer est alors réduite d'une quantité égale à la force
réfringente du verre interposé.

Lorsqu'on explore un œil hypermétrope avec le
simple miroir, l'image droite obtenue est plus petite
que dans le cas d'emmétropie. Dans les hauts degrés
d'hypermétropie, le grossissement est même fort peu
accusé. Il se passe là un phénomène analogue à ce
que l'on observe quand on examine un objet à la
loupe et que l'on rapproche progressivement celle-ci
du point fixé, l'agrandissement est de moins en moins
accusé.

1. Pour de semblables examens, les *ophthalmoscopes à réfraction*, munis
de verres que l'on peut à volonté faire passer derrière le trou du miroir, deviennent utiles; et à cet égard nous recommanderons particulièrement celui à double disque de notre maître, le professeur de Wecker,
dont l'ophthalmoscope est d'un maniement très-simple et parfaitement
pratique.   M.

3° Le troisième cas qui peut se présenter est celui où il s'agit d'un œil *myope*. Ici l'œil est disposé pour recevoir sur sa rétine des rayons divergents ; autrement dire les rayons réfléchis par le fond de l'œil émergent convergents et vont donner une image en avant de l'œil à une distance, représentant le *punctum remotum*, qui résulte du degré de la myopie. Ainsi la myopie étant, par exemple, de 4 dioptries, l'image se formera à 25 centimètres, longueur focale de la lentille n° 4.

Si l'observateur, toujours supposé emmétrope, se place dans notre exemple, à une distance n'excédant pas 25 centimètres, il lui sera absolument impossible d'obtenir une image nette de l'œil observé, et cela malgré le repos complet qu'il donnerait à son accommodation. Mais les conditions seront autres si, grâce à une lentille concave interposée derrière le miroir, on redresse les rayons qui s'échappent en convergeant de l'œil myope et si on les rend parallèles ; alors le cas devient le même que si on avait affaire à un emmétrope. Pour atteindre ce but, le verre concave à employer sera variable suivant le point où on se sera placé. Si, dans le cas ci-dessus supposé, l'observateur s'approche jusqu'à 5 centimètres de l'œil, on aura alors affaire à des rayons qui iraient se réunir seulement à 20 centimètres au delà. De pareils rayons étant rendus parallèles par une lentille concave n° 5, il sera nécessaire de faire glisser derrière le miroir un semblable verre pour rendre l'image nette. Inversement, connaissant le verre concave nécessaire pour explorer un œil myope, il est facile d'en conclure la myopie.

Si on faisait usage d'une lentille plus forte, l'examen serait encore possible avec une égale netteté, mais l'observateur devrait déployer une quantité de force accommodative équivalente à l'excédant de puissance réfringente du verre employé. On se comporterait alors comme si on observait un hypermétrope.

Lorsqu'on procède à l'exploration d'un œil myope en tenant le simple miroir ophthalmoscopique dépourvu de tout verre correcteur dans le proche voisinage de cet œil, on n'obtient même pas dans les hauts degrés de myopie un semblant d'image; mais si au contraire la myopie est faible, on aura une image plus ou moins trouble, et ici nous supposons, bien entendu, que l'accommodation chez l'observateur n'intervient en aucune façon. Cette image indécise est plus grande que celle que fournit un œil emmétrope, absolument comme l'image diffuse que l'on obtient en plaçant un objet au delà du foyer d'une loupe est plus grande que l'image nette que donnerait cet objet exactement situé au foyer.

L'image nette obtenue dans les conditions ci-dessus énoncées, grâce à l'interposition d'un verre concave est une *image droite*. Mais il en serait tout autrement si on s'éloignait suffisamment de l'œil observé, de manière à dépasser son *punctum remo-*

tum d'une quantité qui permît de voir nettement l'image qui s'y forme. Cette image du fond de l'œil serait *renversée*, car il y aurait eu entrecroisement des rayons qui sortis de l'œil convergents deviendraient alors divergents. On reconnaîtra aisément le renversement de l'image à ce fait que son déplacement se fait en sens inverse du côté où l'observateur se porte.

Le diagnostic de la myopie, en faisant usage du simple miroir, s'établit par l'impossibilité d'obtenir une image nette des parties profondes de l'œil observé en se tenant à une petite distance de celui-ci, et cela malgré le repos complet que l'on donnera à son accommodation. L'existence d'une myopie sera encore démontrée lorsqu'en s'éloignant davantage, on aura réussi à obtenir une image renversée. Il sera utile de rechercher ces deux caractères, car il importe de se souvenir que lorsqu'on est en présence d'une forte hypermétropie, il peut être impossible d'avoir une image nette en se tenant très-près de l'œil observé, bien que l'on mette en jeu toute sa force accommodative, tandis que plus loin on obtient aisément une image nette, mais contrairement à ce qui arrive pour la myopie, l'image est droite. Dans le doute où l'on pourrait se trouver sur le mode de réfraction d'un œil fournissant une image nette à distance, il suffirait encore, pour trancher la difficulté, de se rapprocher et d'observer ce que devient l'image. Dans le cas d'hypermétropie, la netteté de l'image persisterait, mais si l'on avait affaire à un myope, l'image s'effacerait bientôt à mesure qu'on atteindrait un point trop voisin du *punctum remotum* et à plus forte raison lorsqu'on dépasserait celui-ci.

D'après ce qui précède, on voit que l'emploi du seul réflecteur est fort utile pour se renseigner sur la réfraction des yeux que l'on examine. En outre, comme on peut obtenir ainsi un grossissement considérable, ce mode d'exploration sera précieux dans le cas où on voudra étudier de petits détails du fond de l'œil. Enfin nous verrons plus loin quels services rend cette même façon de procéder quand il s'agit d'explorer les milieux de l'œil.

EMPLOI COMBINÉ DU MIROIR ET DE LA LOUPE.
IMAGE RENVERSÉE.

L'exploration à l'aide du simple miroir, autrement dire l'examen à l'image droite, fournissant des images très-amplifiées, mais circonscrites, il est nécessaire d'avoir à sa disposition un autre procédé d'exploration qui, grâce à un plus faible grossissement, permet d'obtenir une vue d'ensemble des diverses parties du fond de l'œil; c'est alors à un examen à l'*image renversée* que l'on a recours, en adjoignant à l'emploi du miroir ophthalmoscopique l'usage d'une loupe que l'on interpose sur le parcours des rayons émergeant de l'œil observé. Ce mode d'exploration est même le plus habituellement préféré dans la pratique, parce qu'il donne immédiatement des renseignements sur l'aspect général des membranes profondes de l'œil, ce qui est surtout important dans bien des cas pour fixer le diagnostic par la localisation du point malade.

Voici comment on procède à l'examen à l'image renversée : une bonne lampe étant placée à côté et quelque peu en arrière du malade, l'observateur muni de son miroir ophthalmoscopique qu'il tiendra de la main droite se placera, non plus au proche voisinage de l'œil en observation, mais à une distance variable de 30 à 35 centimètres environ. L'ophthalmoscope sera incliné de façon à réfléchir la lumière dans la pupille de l'œil observé. La loupe (ordinairement de 16 dioptries), tenue de la main gauche, entre le pouce et l'index, sera placée verticalement sur le parcours des rayons à peu de distance (4 à 5 centimètres) de l'œil du patient, le petit doigt prenant un point d'appui sur le sourcil. Si on a fait imprimer à l'œil observé une direction convenable (voy. p. 6), on obtiendra une image nette de la papille, mais à condition de s'adapter pour un point situé dans l'espace à une petite distance en avant de la loupe.

Les commençants commettent souvent la faute de regarder l'œil même et n'obtiennent ainsi qu'un reflet rougeâtre ; ils ne devront pas oublier que l'image se forme entre leur propre œil et la loupe dans un point qui correspond, ou exactement, ou à peu près, au foyer de celle-ci.

Il arrive fréquemment que l'on est gêné par la présence de reflets qui s'interposent au devant de l'image; avec un peu d'exercice on arrive aisément à s'en débarrasser en modifiant quelque peu l'inclinaison du miroir, ou en déplaçant légèrement la loupe. On a surtout à lutter contre ces reflets dans le cas où on explore la région de la macula, partie du fond de l'œil qui se présente à l'examen lorsque le malade regarde directement en face, vers le trou du miroir, et cela, particulièrement si on n'a pas préalablement fait une instillation d'atropine, ce que toutefois on évite autant que possible à cause du trouble visuel qui en résulte, et des sérieux dangers que ces instillations présentent pour des yeux disposés au glaucome. Néanmoins, lorsque la pupille est étroite, il est indispensable pour une exploration exacte de la macula de recourir aux mydriatiques, les yeux glaucomateux dispensant d'ailleurs de leur emploi par la dilatation pupillaire qu'ils présentent.

Nous avons vu dans le chapitre précédent quelle était la marche, suivant les divers modes de réfraction, des rayons émanant des membranes profondes éclairées par l'ophthalmoscope, à leur sortie de l'œil; examinons maintenant quelle est l'influence de la loupe interposée sur le parcours de ces mêmes rayons. Lorsqu'il s'agit de rayons parallèles, c'est-à-dire d'un œil *emmétrope,* ceux-ci vont se réunir au foyer de la loupe pour former dans ce point une image *renversée* du fond de l'œil. Si les rayons sont divergents (œil *hypermétrope),* l'image renversée se formera au delà du foyer de la loupe. Enfin dans le cas de rayons convergents (œil *myope),* l'image se produira en deçà. Si on fait usage de la même loupe, il en résultera que comparativement à ce qui arrive pour l'œil emmétrope, l'image sera plus grande dans le cas d'hypermétropie et au contraire plus petite chez le myope (1).

Mais le *grossissement* sera aussi influencé par la puissance réfringente de la loupe dont on fera usage. Plus la longueur focale sera étendue, plus le grossissement sera marqué. En sorte que si l'on veut accroître les dimensions de l'image renversée, il faudra prendre non plus une lentille de 16 dioptries comme on le fait habituellement, mais un verre convexe de 12 ou même de 10 dioptries.

L'image ainsi produite sera encore vue avec un grossissement variable suivant la distance à laquelle elle est observée. Il y aura donc tout avantage pour l'amplification de l'image à se rapprocher le plus possible et à mettre en jeu toute la force accommodative dont on dispose; mais comme il en résulte bientôt pour l'observateur une certaine fatigue, il sera pré-

1. Ces variations d'emplacement et par suite de grandeur de l'image peuvent, ainsi que le professeur H. Schmidt l'a indiqué, être utilisées pour la mensuration de la réfraction de l'œil examiné à l'image renversée.

férable de faire glisser derrière son ophthalmoscope un verre convexe, par exemple de 3 dioptries. Dans le cas où le *punctum proximum* de l'observateur serait très-éloigné, cette recommandation deviendrait une nécessité.

Les personnes peu expérimentées éprouvent souvent des difficultés pour saisir avec l'ophthalmoscope la papille. Bien qu'elles aient convenablement fait diriger l'œil du patient, il arrive qu'elles ne voient qu'une partie de la papille ou même seulement des vaisseaux. D'abord nous recommanderons de ne pas tenir la loupe trop près de l'œil, mais bien à 5 centimètres environ, le champ d'observation se trouvant autrement singulièrement restreint, surtout si l'on n'a pas fait usage d'atropine, à ce point même que la pupille peut se trouver trop étroite pour laisser voir la papille dans sa totalité.

Lorsque la papille se trouvera coupée par la limite que forme à l'image l'ouverture pupillaire, on l'amènera aisément au milieu du champ d'exploration par un simple mouvement de la loupe, en utilisant ainsi le *déplacement parallactique* de l'image. Il faut savoir en effet que quand on imprime à la loupe un mouvement de latéralité dans une direction quelconque, l'image suit la loupe. Ainsi lorsqu'une petite partie de la papille apparaît à la partie supérieure du champ d'exploration, on forcera facilement la papille à se montrer en entier en descendant la loupe, maintenue verticalement, directement en bas.

L'étendue du déplacement de l'image par rapport à celui de la loupe n'est pas identique dans toutes les conformations d'yeux. Tandis que ce déplacement est le même, pour l'image et pour la loupe, chez l'emmétrope, on trouve que chez l'hypermétrope l'image se déplace plus vite, et que, au contraire, dans le cas de myopie, l'image retarde sur le chemin parcouru par la loupe.

La connaissance de ces faits est précieuse, comme nous le verrons par la suite, dans le cas où on veut se renseigner sur les plans occupés par diverses parties de l'image ophthalmoscopique. Lorsqu'il s'agira de très-petites différences de niveau, on rendra l'inégalité du déplacement plus manifeste en faisant usage de loupes à long foyer, ayant une force réfringente de 12 à 10 dioptries, par exemple.

CHAPITRE II

EXPLORATION DES MILIEUX DE L'ŒIL.

Dans ce chapitre, nous aurons à nous occuper successivement de l'examen de la cornée, du cristallin et du corps vitré. On ne saurait trop insister sur la nécessité de faire précéder toute exploration du fond de l'œil par celle des milieux situés au-devant ; on évitera ainsi d'attribuer aux membranes profondes des troubles qui n'existent que dans les parties antérieurement placées. Le plus souvent c'est à un examen avec le simple miroir que l'on a recours, et on préfère généralement faire usage d'un miroir plan qui, n'envoyant que peu de lumière dans l'œil, rend plus sensible les moindres défauts de transparence.

CORNÉE.

Les taches ou *taies* de la cornée se reconnaissent surtout aisément par l'examen dit à l'*éclairage oblique*, consistant, à l'aide d'une loupe, à projeter latéralement sur la cornée la lumière d'une lampe placée à côté du malade. Ce que l'on se propose de reconnaître avec le miroir plan, ce sont, non pas ces taches, mais les *irrégularités de la courbure cornéenne* qui souvent, il est vrai, les accompagnent, mais qui aussi peuvent se présenter isolément.

Lorsque s'étant placé à une petite distance (quelques centimètres) d'un œil sain, on étudie, à travers le trou de l'ophthalmoscope, la façon dont se comporte la cornée éclairée par un miroir plan, on voit que toute l'étendue cornéenne correspondante à l'ouverture pupillaire laisse passer un reflet rougeâtre uniforme, ou si la teinte n'est pas absolument égale, le passage des parties plus sombres aux parties plus claires se fait insensiblement. Mais dès qu'il existe la moindre inégalité dans la courbure de la cornée, on observe l'apparition de taches sombres tranchant sur des parties plus claires ; ces taches et ces lumières changeant d'aspect et sautant d'un point sur un autre, à mesure que l'on modifie l'incidence des rayons par un petit mouvement imprimé au miroir, ou que l'on fait exécuter à l'œil observé un changement de direction.

Si, comme c'est le cas le plus ordinaire, il existe simultanément des défauts dans la transparence de la cornée, et que ceux-ci soient assez accusés pour faire obstacle au passage de la lumière, ils donneront aussi lieu à des taches, mais ces dernières occuperont toujours le même emplacement sur la cornée et se distingueront ainsi des ombres et des jeux de lumière fournis par les inégalités de la surface cornéenne.

D'ailleurs, de pareilles altérations dans la courbure de la cornée doivent nécessairement, en fournissant une réfraction inégale, donner lieu à un *astigmatisme*, ce que n'entraîneraient pas de simples taies, aussi l'examen à l'image renversée du fond de l'œil vient-il confirmer le diagnostic déjà établi par l'exploration de la cornée avec le miroir plan. Lorsqu'en effet, étudiant l'image renversée, on explore la papille à travers les parties inégalement réfringentes qui correspondent à l'altération cornéenne, elle doit sur certains points se montrer avec des grossissements différents (voyez p. 17), c'est-à-dire apparaître non plus ronde ou ovale, mais déformée.

D'autre part si, imprimant des mouvements de latéralité à la loupe, on étudie le *déplacement parallactique* de l'image (voyez p. 18), on verra que la déformation de la papille se modifiera d'instant en instant à mesure qu'on l'amènera avec la loupe à correspondre à des points différents de la cornée. Ce qui se passe ici est analogue à ce qui arriverait si, ayant tracé un dessin du fond de l'œil sur une feuille de caoutchouc, on tiraillait celle-ci tantôt dans un sens, tantôt dans un autre.

Cet examen à l'image renversée pratiqué dans les cas d'irrégularité de la surface cornéenne, permet de se rendre assez bien compte du trouble visuel qui en résulte pour le malade. La déformation de la papille donne une idée de la *métamorphopsie* accompagnant ces lésions de la cornée. Dans un cas où une ulcération de la cornée avait laissé dans cette membrane un large enfoncement se terminant brusquement par un biseau pour se continuer avec les parties saines, il était possible en observant la papille à travers cette portion de la cornée d'obtenir une double image, aussi ce malade éprouvait-il une diplopie très-accusée, lorsqu'il ouvrait trop largement ses paupières, la partie altérée de la cornée étant habituellement à peu près recouverte par la paupière supérieure.

Dans quelques cas il sera possible d'améliorer sensiblement la vue de ces malades par l'emploi de fentes sténopéïques dont on fera usage pour voir de près, en plaçant la fente suivant l'inclinaison la plus avantageuse et en l'associant au besoin avec des verres convenablement choisis.

Ces irrégularités de la courbure cornéenne sont consécutives, le plus souvent, à d'anciennes kératites. La déformation peut aussi se montrer d'emblée comme dans le *kératocone*, où à l'exploration avec le miroir plan on observe une tache sombre qui se promène vers le sommet de la cornée.

CRISTALLIN.

Lorsque, procédant de la même façon que nous venons de l'indiquer pour la cornée (p. 21), on porte son attention sur les parties immédiatement situées au delà de la pupille que l'on éclaire avec le miroir plan, on se renseigne très-exactement sur les diverses lésions que peut présenter le cristallin.

Notons d'abord que les taches qui résultent d'un défaut de transparence du cristallin sont fixes et n'éprouvent aucun déplacement indépendant de l'œil, ce qui les distingue immédiatement des opacités qui nagent dans le corps vitré. S'il est facile de faire la distinction entre une *cataracte commençante* et des flocons de l'humeur vitrée, on ne confondra pas non plus une opacité du cristallin avec des dépôts occupant la cristalloïde antérieure et résultant d'une iritis ancienne. Dans ce cas, le siège exact des taches que l'on trouve dans le champ pupillaire avec le miroir plan est aisément établi grâce à l'examen à l'éclairage oblique (voyez p. 20).

Soit que les exsudats adhèrent à l'iris et s'avancent à partir du bord pupillaire sous forme de pointes dirigées vers le centre de la pupille, soit encore que les synéchies s'étant rompues, il ne persiste plus qu'une couronne plus ou moins irrégulière concentrique au bord pupillaire, l'iris ayant recouvré une complète liberté, dans les deux cas l'éclairage oblique

démontre clairement que l'opacité recouvre la cristalloïde antérieure, la surface luisante formée par
celle-ci étant brusquement interrompue dans les
points où siègent les dépôts. Ces derniers peuvent
même, par ce mode d'examen, s'accuser par une légère saillie, et il est souvent possible de constater,
sur des yeux bruns, que ces dépôts sont devenus le
siège d'une pigmentation qui leur a fait prendre une
coloration semblable à celle de l'iris.

On ne devra pas non plus considérer comme une
cataracte l'existence d'un dépôt siégeant en arrière
de la cristalloïde postérieure et adhérant à celle-ci.
Pour reconnaître si une opacité fixe, profondément
située, occupe le cristallin ou le corps vitré, il sera
nécessaire de s'assurer de l'absence ou de la présence du reflet capsulaire postérieur. Au contraire,
dans le cas où le défaut de transparence est dû à un
dépôt superposé en arrière à la cristalloïde postérieure, l'image renversée de la bougie fournie par
celle-ci, suivant l'expérience de Purkinge, ressort
même avec un éclat inaccoutumé.

L'étude des défauts de transparence du cristallin
offre une grande importance, puisqu'elle permet de
reconnaître l'existence d'une cataracte dès son début,
son siège, sa nature et par suite sa marche probable.

La présence d'une opacité fixe siégeant en arrière
du plan de l'iris et n'occupant pas la surface externe
de l'une ou de l'autre cristalloïde constitue une ca-

2

taracte, et cela quelque minime que soit cette opacité.
Pour bien explorer toute l'étendue du cristallin, il
sera nécessaire de faire exécuter à l'œil des mouvements d'excursion dans tous les sens, de façon à ce
que les rayons réfléchis par le miroir traversent successivement les divers points du cristallin.

La *détermination du siège* d'une opacité cristallinienne s'établit aisément lorsque l'on a seulement en
vue son emplacement dans le sens du plan équato-
rial. Ainsi l'œil étant fixé directement en avant, on
reconnaîtra facilement qu'une opacité occupe un
point plus ou moins distant de l'équateur, ou au
contraire qu'elle est située dans des parties corres-
pondantes à l'axe antéro-postérieur du cristallin.
Mais lorsqu'on veut s'orienter sur le siège d'une
opacité relativement à la profondeur qu'elle occupe,
il sera nécessaire de rechercher de quelle façon elle
se comporte, par rapport au centre de la pupille
dans les mouvements d'excursion de l'œil.

Lorsqu'il s'agit d'une opacité très-voisine de la
cristalloïde antérieure, dont on peut d'ailleurs directement constater la présence à l'éclairage oblique,
son emplacement dans le cadre de la pupille ne
change pas, quels que soient les mouvements imprimés à l'œil; mais si l'on a affaire à une opacité située au delà du plan pupillaire, la tache à laquelle
donne lieu le défaut de transparence, subit un déplacement inverse à celui exécuté par l'œil: ainsi lorsque
l'on fait regarder le malade en haut, l'opacité bas-

cule en bas, et le déplacement parallactique est d'autant plus accusé que la partie opaque siège dans un point plus éloigné de la pupille, c'est-à-dire plus près du pôle postérieur de la lentille.

La *nature d'une cataracte* s'établit par l'étude combinée de la forme qu'affecte l'opacité et du siège qu'elle occupe. La présence d'opacités disposées suivant des rayons du cristallin indique une *cataracte corticale*. Lorsque les stries siègent au centre de la lentille où elles viennent se réunir, la cataracte corticale est *centrale*. On reconnaîtra par l'absence de déplacement parallactique de l'opacité relativement au bord pupillaire, dans les mouvements de latéralité de l'œil, si la cataracte est antérieure.

Une *cataracte corticale centrale antérieure* formée par trois branches dont l'une est supérieure et les deux autres tournées obliquement en bas, et qui se réunissent au centre du cristallin en donnant lieu à trois angles égaux, de manière à figurer un Y renversé, démontre clairement que l'opacité correspond aux *vortices lentis*. Si dans une semblable forme de cataracte les stries occupent une position intermédiaire à celle que nous venons d'indiquer, elles répondent alors aux interstices des *vortices-lentis*. On peut voir dans certains cas des opacités *périphériques* dont les pointes tournées vers le centre du cristallin, viennent se réunir à l'opacité centrale qui caractérise la forme précédente, on a alors affaire à une *cataracte corticale antérieure centrale et périphérique*.

Une *cataracte corticale postérieure centrale* se révèle à l'ophthalmoscope par le déplacement parallactique considérable qu'exécute l'opacité. En outre, pour peu que celle-ci présente une certaine étendue, on observera que, dans les mouvements de l'œil, les parties centrales subissent comparativement aux points plus périphériques, un déplacement beaucoup plus accusé, démontrant la forme concave qu'affecte l'opacité. Si l'on recherche le reflet capsulaire postérieur, on trouvera qu'il fait défaut dans l'étendue occupée par l'opacité.

La cataracte corticale centrale peut être à la fois *antérieure* et *postérieure*. Avec le miroir plan, on discernera aisément ces deux opacités l'une de l'autre, en faisant imprimer à l'œil observé un mouvement de latéralité : tandis que l'opacité antérieure restera fixe au centre de la pupille, l'opacité postérieure exécutera par rapport à la première un mouvement de glissement en sens inverse du déplacement de l'œil.

Les opacités rayonnées de la cataracte corticale peuvent se circonscrire tout d'abord en des points situés à une distance variable de l'équateur et respecter le centre de la lentille. En procédant de la même façon que nous venons de l'indiquer, c'est-à-dire en étudiant le déplacement parallactique, il est possible de reconnaître si la cataracte corticale est antérieure ou postérieure ou si elle affecte à la fois ces deux sièges.

La *cataracte zonulaire*, caractérisée par un défaut de transparence siégeant dans une couche plus ou moins restreinte située entre le centre et la périphérie du cristallin, se révèle à l'ophthalmoscope par une opacité centrale laissant encore en partie pénétrer les rayons réfléchis par le miroir, et offrant un bord arrondi qui tranche nettement sur des parties cristalliniennes tout à fait saines. La périphérie de l'opacité s'accuse par un défaut de transparence plus marqué, attendu que dans ce point les deux zones antérieure et postérieure, dont la réunion donne lieu à l'opacité lenticulaire qui constitue la cataracte zonulaire, s'incurvant pour venir se rejoindre, la portion opaque se présente sous une plus grande épaisseur qu'au centre. En s'aidant de l'éclairage oblique, on reconnaîtra que les couches cristalliniennes qui enveloppent extérieurement la cataracte zonulaire dans tous les sens se montrent dans la plupart des cas d'une transparence parfaite, et qu'il en est de même pour la portion centrale du cristallin comprise dans les couches opaques.

Dans quelques cas rares on a rencontré une forme de cataracte zonulaire dans laquelle il existait plusieurs couches opaques emboîtées les unes dans les autres et séparées par des lamelles cristalliniennes parfaitement saines.

Lorsque par exception la cataracte zonulaire tend à se compléter, cette marche progressive est annoncée par l'apparition de rayons ou de stries qui, par-

2.

tant de la périphérie de l'opacité, empiètent sur les parties saines.

La *cataracte nucléaire* s'accuse aussi par une opacité centrale circulaire, d'une teinte assez uniforme, ne laissant voir ni stries ni rayons, mais ses bords sont loin d'offrir une délimitation aussi exacte que dans la variété précédente, et surtout ne se dessinent pas par un renforcement dans l'intensité de l'opacité. Le déplacement parallactique et l'emploi de l'éclairage oblique démontrent clairement que la cataracte est enveloppée par des couches cristalliniennes transparentes.

Le miroir ophthalmoscopique, en permettant d'étudier avec précision le mode de développement d'une cataracte, peut aussi fournir des notions sur sa marche ultérieure; toutefois, il faut reconnaître qu'il ne s'agit là que de probabilités et qu'il est toujours prudent de ne pas se prononcer avec trop d'assurance. En général, une cataracte corticale aura une tendance à se compléter d'autant plus rapidement que les stries seront plus nombreuses, plus larges et plus étendues, surtout si l'on observe déjà des opacités circonscrites ou diffuses entre les rayons, ou si ceux-ci sont reliés par des prolongements anastomotiques. Toutefois il faut faire une exception pour le cas où les opacités seraient *circonscrites* dans un secteur plus ou moins étendu, le reste du cristallin étant d'une transparence parfaite : de pareilles cataractes peuvent rester longtemps stationnaires.

Des stries siégeant au voisinage de l'équateur cristallinien et formant une bande étroite susceptible de faire tout le tour de la lentille n'ont généralement pas un caractère progressif. Principalement dans certaines affections graves du fond de l'œil (chorio-rétinite, dégénérescence pigmentaire), on observe au pôle postérieur ou antérieur du cristallin des opacités très-circonscrites qui n'ont guère de tendance à se développer davantage.

La cataracte nucléaire affecte une marche très-lente. On sait que cette forme de cataracte s'observe chez des personnes très-âgées, car il est de règle que la transformation cataracteuse débute d'autant plus près du noyau, dans les masses corticales périnucléaires (et c'est là ce qu'il faut entendre par cataracte nucléaire) que le sujet est plus avancé en âge.

Il est évident que l'ophthalmoscope, appliqué à l'étude de la cataracte, ne trouve son emploi que lorsque celle-ci est incomplète et que le cristallin peut encore donner partiellement passage aux rayons réfléchis par le miroir. Dans ces conditions, l'examen à l'image renversée du fond de l'œil vient aussi fournir d'utiles notions, par la façon dont se comporte la papille, sur l'étendue du trouble visuel et la présence d'un astigmatisme s'accusant par un tiraillement de l'image. On reconnaîtra ainsi que certaines cataractes, quoiqu'à leur début, sont susceptibles de provoquer une altération relativement très-accusée de la vue, semblant tout d'abord disproportionnée avec l'étendue de l'opacité, mais qu'explique la déformation de l'image ophthalmoscopique. Ce sont des cas où certaines portions du cristallin, non encore opaques, ont cependant déjà subi une modification dans leur réfringence capable d'entraîner un astigmatisme irrégulier plus ou moins accusé et même de la polyopie. Lorsque ce dernier phénomène se présente, il est souvent possible de constater dans un examen du fond de l'œil, à l'image renversée, que quelques points de l'image, un vaisseau, par exemple, ou une portion de la papille, se dédoublent plus ou moins nettement.

D'ailleurs le réflecteur seul permet déjà de reconnaître ces modifications survenues dans la densité de telle ou telle portion du cristallin. Ainsi, à côté d'opacités nettement délimitées, on pourra voir sous certaines incidences données aux rayons réfléchis par le miroir plan, apparaître un miroitement en étoile démontrant l'imminence du développement d'une cataracte corticale étendue. D'autres fois, on constatera dans des parties plus profondes du cristallin une ombre très-mobile, se déplaçant au moindre mouvement imprimé au miroir, et qui rappelle en tous points, ce qui se passe lorsqu'on étudie de la même façon un kératocone. Ici il s'agit d'une altération périnucléaire, ayant déjà modifié la réfringence de certaines couches du cristallin, mais qui n'a pas encore abouti à un défaut de transparence.

L'exploration avec le simple miroir ophthalmsoco-

pique est encore utilisée pour étudier les déplacements ou *luxations* du cristallin. Le diagnostic sera
ici facilité par une instillation d'atropine. Le trem-
blottement de l'iris ayant déjà mis l'observateur sur
la voie de la lésion dont il s'agit, on reconnaîtra avec
l'ophthalmoscope que le cristallin est tombé dans
l'espace occupé par le corps vitré et qu'il siège dans
les parties déclives de l'œil *(luxation complète),* ou
qu'il a seulement glissé dans tel ou tel sens, mais
sans abandonner la pupille *(luxation incomplète,
ectopie).* Dans ce dernier cas, le sens du déplacement est indiqué par l'apparition dans le champ
pupillaire d'une ligne noire très-nette, figurant
un arc, et qui n'est autre que le bord du cristallin.

Si on procède à un examen à l'image renversée, il
est alors possible d'observer à son gré la papille à
travers le cristallin, ou dans la partie de papille dépourvue de cet organe, ou bien encore d'obtenir à la
fois deux images en faisant l'exploration sur le bord
du cristallin qui traverse la pupille. Notons que,
dans ces conditions, on ne pourra pas avoir en même
temps deux images nettes, celles-ci se formant en
des points différents, de telle sorte que, si on s'adapte
pour l'image vue à travers le cristallin, l'autre présentera nécessairement un certain trouble. L'image
correspondante à la partie de la papille privée du
cristallin occupant un point plus éloigné de l'œil observé, il sera nécessaire de se reculer ou de modifier

son accommodation, pour que cette image devienne nette à son tour.

L'absence du cristallin dans l'œil (*aphakie*) s'établira surtout, à part la constatation du manque de reflets capsulaires, par l'énorme changement de réfraction qui en sera la conséquence. De pareils yeux deviennent en effet fortement hypermétropes, à moins qu'il n'ait préexisté un haut degré de myopie ; et cette hypermétropie très-élevée se constate facilement par l'examen du fond de l'œil à l'image droite. D'ailleurs, il est rare, après une cataracte traumatique ou une extraction, qu'il ne subsiste pas quelques débris cristalliniens ou capsulaires qui viennent aider le diagnostic.

CORPS VITRÉ.

Comme pour les altérations de courbure de la cornée et les troubles de transparence du cristallin, l'exploration du corps vitré se fait plus particulièrement à l'aide du miroir ophthalmoscopique seul. On préfère aussi le miroir plan qui ne projette dans l'œil qu'une lumière modérée ; toutefois un miroir concave, donnant un plus fort éclairage, trouverait son emploi dans le cas où on n'éclairerait le fond de l'œil que difficilement à cause d'un trouble très-accusé du corps vitré. Il est important de se placer au proche voisinage de l'œil pour obtenir un plus large champ d'observation et surtout afin de pouvoir distinguer

des opacités qui, en raison de leur finesse, échapperaient à une plus grande distance.

Si on veut, avec le simple miroir, explorer métho-
diquement toute l'étendue du corps vitré en procédant d'arrière en avant, il faudra tout d'abord que
l'observateur relâche complétement son accommodation, puisqu'il s'adapte progressivement pour des
points de plus en plus rapprochés. Les corps opaques
que l'on peut ainsi rencontrer dans le corps vitré et
qui en rompent la transparence parfaite, sont alors
vus à travers les parties antérieures de l'œil comme
avec une loupe et se présentent sous un grossissement d'autant plus accusé qu'ils siègent sur un point
plus reculé ; il s'agit donc là d'un examen à l'image
droite.

Une exploration à l'image renversée peut aussi être
pratiquée. Les opacités, siégeant à une profondeur
variable, dans le corps vitré, donneront lieu à des
images qui occuperont des points différents en avant
de la loupe, d'autant plus éloignés de celle-ci qu'il
s'agira de parties plus distantes du fond de l'œil ;
aussi sera-t-il nécessaire pour explorer les diverses
couches de l'humeur vitrée que l'observateur s'é-
loigne graduellement de l'œil observé. Il sera avan-
tageux, pour obtenir une image plus rapprochée de
la loupe, de faire usage d'une lentille à court foyer.
Comme d'ordinaire ces opacités siègent à une distance telle des parties antérieures de l'œil qu'elles se
trouvent dans des conditions analogues à celles d'un

œil fortement hypermétrope, il en résulte qu'en général le grossissement avec lequel elles sont vues à
l'image renversée est plus accusé que lorsqu'on les
observe à l'image droite.

C'est ainsi que les cristaux de cholestérine occupant le corps vitré et qui caractérisent le *synchisis
étincelant*, bien que reconnaissables par leur aspect
brillant à l'examen à l'image droite, à condition toutefois que l'on fasse usage d'un miroir donnant un
fort éclairage, apparaîtront resplendissants lorsque
l'on aura recours à l'image renversée.

L'exploration à l'image renversée peut aussi donner des renseignements, par l'étude du *déplacement
parallactique* (voyez p.18), sur la distance qui sépare
un flocon des membranes profondes. Ainsi dans le
cas où on a affaire à un œil myope, par exemple, le
transport de l'image du fond de l'œil sera minime
pour un mouvement de latéralité imprimé à la loupe,
tandis que le déplacement de l'image du flocon sera
d'autant plus accusé qu'il siégera dans un point plu
éloigné de la rétine. On pourra ainsi se rendre un
compte exact du cas, qui se présente quelquefois, où
un flocon, résultant d'une hémorrhagie, adhère encore
à la rétine ou à la papille ; tandis que le pédicule suit
l'image du fond de l'œil, l'extrémité libre exécute
des excursions d'autant plus marquées qu'elle proé
mine davantage dans le corps vitré.

Un caractère qui permet de différencier immédiatement une opacité siégeant dans le corps vitré d'ur

trouble de transparence du cristallin, c'est sa mobi-
lité, alors qu'après un déplacement imprimé à l'œil,
celui-ci est devenu fixe. On commandera donc au
malade de regarder successivement en haut et en
bas, ou alternativement à droite et à gauche, puis,
lui faisant fixer un point, on attendra que les opacités continuant à cheminer en vertu de l'impulsion
qu'elles ont reçue, viennent à traverser le champ
pupillaire. La vitesse avec laquelle ces opacités se
déplaceront donnera une idée de la consistance du
milieu qu'elles traversent et pourra permettre d'établir le diagnostic de liquéfaction du corps vitré *(synchisis)*. Il faudra pourtant apporter une certaine réserve à cet égard, car on sait que, dans les hauts
degrés de myopie, la partie postérieure de la coque
oculaire est occupée par un liquide séreux dans lequel nagent des flocons, tandis que le corps vitré
décollé peut avoir conservé une consistance sensiblement normale.

Les opacités du corps vitré sont d'ordinaire consécutives à des affections des membranes profondes de
l'œil, soit qu'il s'agisse d'altérations siégeant dans les
parties antérieures, c'est-à-dire dans des points inac-
cessibles à l'exploration ophthalmoscopique, soit que
l'on ait affaire à des états pathologiques visibles à
l'ophthalmoscope, tels que la *chorio-rétinite*, la *scléro-
choroïdite postérieure*, la rétinite *apoplectiforme*,
etc. Ces opacités sont alors dues à un vice de nutrition
ou à des produits d'immigration : éléments cellu-

3

laires ou épanchements sanguins. Il est plus rare que
les opacités soient la conséquence d'une affection
primitive du corps vitré même *(hyalite chronique)*.

Ces opacités peuvent affecter des aspects bien différents. Tantôt elles se présentent sous forme d'un
pointillé très-fin, comparable à une sorte de *poussière*
(chorio-rétinite spécifique) ; d'autres fois ce sont de
petits corps plus volumineux ayant l'apparence de
flocons ou de *filaments*. Dans le cas d'épanchement
sanguin dans l'humeur vitrée, consécutif à une rétinite hémorrhagique ou à une apoplexie du nerf optique ou de ses gaînes, on peut observer un véritable
caillot occupant une étendue plus ou moins considérable; quelquefois l'abondance du sang épanché est
telle qu'il semble remplir tout le corps vitré, et qu'il
devient impossible d'éclairer l'œil avec l'ophthai-
moscope, à ce point que l'on pourrait croire à l'existence d'une cataracte noire complète, si l'examen à
l'éclairage oblique ne venait démontrer que le défaut
de transparence siège au delà du cristallin. C'est
consécutivement à ces épanchements que l'on constate parfois, lorsque la transparence de l'humeur
vitrée est suffisamment rétablie, des opacités persistantes affectant la forme de *membranes* adhérentes
à la papille. Lorsque le trouble de l'humeur vitrée
a été longtemps entretenu par des épanchements
répétés, il prend un aspect que caractérise parfaitement la désignation d'*état jumenteux*.

La présence d'un *cysticerque* dans le corps vitré

sera aisément dévoilée à l'aide du miroir ophthalmoscopique par la constatation d'une vésicule gris-
bleuâtre, dont on pourra quelquefois voir avec une
grande netteté les ondulations et les mouvements de
la tête.

Quant à la *persistance de l'artère hyaloïde*, le
diagnostic en est facilement établi par l'existence
d'un filament opaque s'étendant du pôle postérieur
du cristallin à la papille. Quelquefois une portion
seulement de l'artère subsiste et flotte dans le corps
vitré, une de ses extrémités étant fixée à la papille
ou à la face postérieure du cristallin.

CHAPITRE III

DU FOND DE L'OEIL A L'ÉTAT PHYSIOLOGIQUE.

L'importance de l'étude des parties profondes de l'œil, telles qu'elles se présentent dans les conditions normales, est au point de vue pratique, capitale. Il est, en effet, quelquefois plus difficile d'affirmer si une papille se montre, à l'examen ophthalmoscopique, tout à fait saine, que de décider quel diagnostic il convient d'appliquer pour désigner tel ou tel état morbide du fond de l'œil s'accusant par des lésions manifestes. Dans des cas absolument physiologiques, il peut exister des dispositions et des aspects bien divers qu'il faut exactement connaître, sous peine de commettre de graves erreurs ; ce n'est que par une étude attentive du sujet qui nous occupe, qu'on évitera de parler de choroïdites, de rétinites ou de névrites, ainsi que nous voyons journellement le faire les commençants, dans des cas qui ne présentent absolument rien d'anormal.

Lorsqu'on explore le fond de l'œil avec l'ophthalmoscope, la papille du nerf optique n'occupant qu'une étendue restreinte, ce qui se présente le plus habituellement à l'examen, ce sont les membranes profondes. Nous voyons alors généralement une teinte rouge d'intensité variable et d'aspect plus ou moins uniforme. Ce n'est qu'en faisant prendre à l'œil observé une direction convenable (voyez p. 6), que la papille entre dans le champ d'observation sous forme d'un disque offrant ordinairement une coloration plus claire. Nous nous occuperons d'abord de la papille et nous étudierons ensuite les aspects sous lesquels se présentent la choroïde et la rétine.

PAPILLE DU NERF OPTIQUE.

La papille affecte une *forme* plus ou moins régulièrement arrondie. Quelquefois on observe un cercle assez parfait (fig. 3), mais le plus souvent elle est ovalaire à grand axe vertical (fig. 2, 4). Cette forme elliptique habituelle de la papille s'explique par cette circonstance que le nerf optique pénétrant en dedans du pôle postérieur du globe oculaire, la papille se présente obliquement à l'observation, de manière que son diamètre horizontal se trouve vu en raccourci.

Bien que la papille puisse normalement prendre des formes assez variées, une disposition ovalaire à grand axe oblique (fig. 27) ou horizontal devrait faire songer à une déformation par suite d'astigmatisme;

ce que l'on vérifierait en comparant les images droite
et renversée. Dans le cas d'astigmatisme, la déformation est inverse dans les deux modes d'exploration, ou si elle persiste dans le même sens, parce
qu'il s'agit d'une papille qui se trouve en réalité ne
pas être ronde, elle se présentera à des degrés différents. Au contraire, dans des conditions de réfraction régulière, la forme de la papille doit être identique, qu'il s'agisse d'une image droite ou renversée,
pourvu toutefois que, dans l'examen à l'image renversée, on veille bien à ce que la loupe soit exactement tenue perpendiculairement, un mouvement
d'obliquité communiqué à la loupe lui donnant l'effet
d'un verre cylindrique.

La *grandeur* suivant laquelle se voit la papille
varie avec le mode d'exploration et la réfraction de
l'œil observé, ainsi que nous l'avons déjà indiqué.
Son diamètre véritable est d'environ 1 millim. $^1/_2$;
mais il faut noter que chez l'hypermétrope les fibres
nerveuses devant se répandre sur une étendue
moindre que dans le cas d'emmétropie, la papille
est un peu plus petite, tandis que le contraire arrive
sur l'œil myope.

Les *limites de la papille* sont constituées par les
bords des membranes que le nerf optique traverse
pour atteindre la rétine. La sclérotique et la choroïde
sont, en effet, percées d'un trou pour le passage du
nerf optique, et le plus habituellement le trou choroïdien est plus large que celui de la sclérotique; de

manière qu'il existe ordinairement pour la papille une *limite choroïdienne* périphérique et une *limite sclérale* plus interne. Quant à l'intervalle compris entre ces deux limites, et formé par la sclérotique non recouverte de choroïde, il constitue l'*anneau sclérotical* (fig. 1, 2, 4). Il peut se faire que les limites choroïdienne et sclérale coïncident dans une partie de leur étendue et que l'anneau sclérotical n'existe que dans une portion de la circonférence de la papille en prenant alors l'aspect d'un croissant étroit (fig. 2, 6). Enfin la limite choroïdienne recouvrant complétement l'ouverture scléroticale, on observe dans un certain nombre de cas une absence plus ou moins absolue d'anneau sclérotical (fig. 5).

L'anneau sclérotical, formé par la sclérotique dépourvue de choroïde, devrait présenter, de même que les membranes fibreuses, une teinte blanc-bleuâtre éclatante, mais celle-ci est tempérée par la couche nerveuse qui la recouvre, cette dernière n'étant pas, en effet, d'une transparence absolue. Comme la majeure partie des fibres nerveuses se portent du côté interne (externe à l'image renversée), ainsi que nous l'exposerons plus loin, il en résulte que dans la moitié interne de la papille, l'anneau sclérotical est d'une blancheur moins marquée (fig. 1, 4), les limites choroïdienne et scléroticale offrant aussi, comparativement à ce que l'on observe pour le côté opposé, une précision moins absolue. L'anneau sclérotical ne dépasse pas habituellement les proportions d'une bande étroite contournant la papille, et il n'est pas ordinaire qu'il atteigne la largeur que montre la figure 18.

La limite choroïdienne est le plus habituellement le siège d'une accumulation de pigment d'une abondance variable. Il est plus rare de voir la choroïde s'arrêter par un bord à peine plus pigmenté que les parties voisines, comme figure 1, que de constater la présence d'un encadrement de pigment enveloppant plus ou moins complétement la papille (fig. 3, 4, 5). On trouve encore assez fréquemment un dédoublement de cette zone pigmentaire, comme le montre à un faible degré la figure 4. Il est assez exceptionnel de rencontrer une masse de pigment comme on l'observe figure 2, et surtout de voir la tache pigmentée empiéter sur l'anneau sclérotical, comme le représente la même figure; toutefois, il existe des cas où le pigment s'étale jusque dans la papille. En général lorsque le pigment s'accumule avec une certaine abondance, c'est principalement au côté externe de la papille que le fait s'observe, le pigment se trouvant refoulé en ce point par le déploiement des fibres nerveuses qui s'effectue surtout au côté opposé.

Contrairement à ce qui précède, il se présente des cas où les éléments de la choroïde se sont en quelque sorte raréfiés dans le voisinage de la papille, et où celle-ci se trouve enveloppée, à part l'anneau sclérotical qui peut ou non exister, d'une zone blanchâtre diffuse, analogue à l'atrophie choroïdienne contournant la papille qu'on rencontre dans la glaucome (fig. 14). Cet état, compatible avec un parfait fonctionnement de l'organe visuel, se voit parfois chez le vieillard et représente une sorte d'*arc sénile péripapillaire*.

La *coloration* de la papille est fort complexe; elle est une combinaison de la teinte propre aux divers éléments qui entrent dans sa composition. Pour bien apprécier la couleur de la papille il sera nécessaire de recourir à un éclairage pur, donnant une lumière blanche autant que possible, et de faire usage d'un miroir plan avec lequel on procédera à un examen à l'image droite.

Si on veut analyser la couleur de la papille, il faut tout d'abord tenir compte, vu la transparence de celle-ci, des parties du nerf optique situées profondément. Jusqu'au niveau interne de la sclérotique, les éléments nerveux réunis en faisceaux sont compris dans les cloisons longitudinales fibreuses qui émanent de la gaine interne. Pendant tout ce trajet, les fibres nerveuses sont constituées par un cylindre-axe enveloppé de myéline, et le nerf optique offre la couleur blanche propre aux nerfs en général. C'est donc cette coloration qui se présentera comme fond de la papille dans le point où le nerf optique se montre opaque, c'est-à-dire à une profondeur correspondante à la surface interne de la sclérotique. A ce même niveau nous avons encore à tenir compte des dernières expansions fibreuses qui, s'enchevêtrant

3.

entre les 'faisceaux nerveux, forment les extrémités des cloisons dont nous parlions plus haut; c'est précisément là ce qu'on appelle la *lame criblée*, dont la teinte bleuâtre, appartenant au tissu fibreux, vient se mêler à la coloration blanche du nerf optique.

Les éléments nerveux, en franchissant la lame criblée, perdent leur gaîne de myéline et se trouvent réduits à leur cylindre-axe. En sorte que le nerf, d'opaque et blanc qu'il était, devient transparent. Toutefois il ne se montre pas incolore, mais affecte une légère teinte verdâtre.

Enfin, comme élément capital, dominant dans l'état physiologique les autres teintes que nous venons d'indiquer, nous avons la couleur rouge propre au sang qui se répand en abondance dans les nombreux petits vaisseaux et les capillaires qui se ramifient dans la papille.

En résumé, la papille, essentiellement constituée par des cylindres-axes légèrement verdâtres, est transparente jusqu'à une profondeur qui correspond à l'épaisseur de la rétine et de la choroïde, mais cette transparence est notablement diminuée par l'abondance des petits vaisseaux qui entrent dans sa texture. Au delà du niveau de la choroïde, se trouve un fond blanc, faiblement teinté de bleu, formé par le nerf optique opaque et la lame criblée. Ne pouvant définir par un mot une coloration aussi complexe, nous nous trouvons dans l'obligation de ne tenir compte que de la teinte prédominante et de désigner comme rosée la couleur de la papille.

La coloration rosée de la papille n'est pas identique dans tous les cas, bien qu'il s'agisse d'yeux présentant un état fonctionnel également parfait. Elle peut différer dans une certaine mesure suivant les individus et surtout varier avec la coloration de la face et avec l'âge : tandis que chez les enfants on observe souvent des papilles véritablement rouges, chez les vieillards, au contraire, on peut rencontrer une couleur rose clair ou gris rosâtre.

Il importe encore pour juger de la couleur de la papille de tenir compte de la coloration des parties circonvoisines. Si le fond général de l'œil est d'un rouge sombre, la papille paraîtra d'un rouge plus clair par contraste et tranchera nettement sur son voisinage (fig. 1, 3). Dans le cas où il s'agit, au contraire, de sujets peu pigmentés, de personnes blondes, la papille pourra offrir la même coloration que le reste du fond de l'œil (fig. 5), ou même se montrer plus foncée (fig. 2), en sorte que tout d'abord on pourrait croire à une papille anormalement colorée. Dans ces mêmes conditions, les limites de la papille qui, au premier coup d'œil, sembleraient plus ou moins effacées, se présentent néanmoins avec la même netteté.

De ce qui précède on doit conclure qu'il faut apporter la plus grande réserve avant de parler de congestion ou d'anémie de la papille. Peut-être serait-il plus juste de dire qu'il est impossible de porter avec quelque sûreté de pareils diagnostics.

Pour terminer ce qui regarde la coloration de la papille, nous devons ajouter que, physiologiquement, les deux moitiés latérales de la papille montrent souvent une différence de coloration sensible, la moitié externe (interne à l'image renversée) affectant une teinte plus pâle que l'autre moitié (fig. 1, 5). C'est qu'en effet les fibres nerveuses n'existent pas avec une égale abondance dans toute l'étendue de la papille; suivant en cela la distribution des vaisseaux de la rétine, les fibres nerveuses se portent particulièrement dans la moitié interne de la papille. De ce côté le fond blanc bleuâtre, formé par le nerf optique opaque et la lame criblée, sera davantage masqué par une épaisseur de papille plus grande et contenant par conséquent une plus grande quantité de petits vaisseaux qui feront prédominer la couleur rouge.

Une autre conséquence de ce mode de répartition des fibres nerveuses dans la papille est une différence plus ou moins marquée dans le *niveau* des deux moitiés de la papille. Tandis que du côté externe le niveau est sensiblement le même que celui de la rétine, du côté interne il peut exister, surtout si une excavation physiologique étendue a davantage refoulé les fibres nerveuses vers la périphérie, une saillie sensible justifiant la dénomination de *papille*, saillie que révèle la courbure des vaisseaux (fig. 4), qui la parcourent. Toutefois il faut noter qu'à un âge avancé le niveau de la papille tend à s'abaisser, et de même que chez les vieillards, on observe un certain degré de décoloration du tissu papillaire, on se souviendra qu'il existe aussi un *affaissement sénile* de la papille, bien que l'état fonctionnel puisse se montrer sensiblement normal.

Dans les cas où il s'agit de rechercher l'existence d'un gonflement de la papille (papillite), on conçoit qu'au début il faudra particulièrement porter son attention sur la moitié externe de la papille. De ce côté le moindre gonflement sera le signal d'un état pathologique. D'autre part une dépression de la papille devenue manifeste sur la moitié interne prendra une grande importance s'il s'agit d'établir la présence d'un glaucome.

La partie centrale de la papille est habituellement occupée par une zone plus ou moins décolorée, à limites d'aspect variable, représentant ce que l'on nomme l'*excavation physiologique*. Il faut se rappeler, en effet, que les fibres du nerf optique, réduites à leur cylindre-axe après avoir dépassé la lame criblée et constituant alors la papille, rayonnent ensuite dans toutes les directions pour former la couche des fibres nerveuses de la rétine. Le point où commence à se faire la répartition de ces fibres n'est pas constant. Si le rayonnement n'a lieu qu'à un niveau correspondant à la surface de la rétine, il y a absence d'excavation (fig. 9, 18) et la coloration de la papille n'est pas modifiée. Au contraire, dans le cas qui est le plus fréquent, où les fibres se répartissent déjà dans l'épaisseur de la papille, le fond blanc opaque, formé au delà de la lame criblée par le nerf optique, étant vu à travers une épaisseur moindre de tissu papillaire, il en résulte que cette coloration blanche prédomine et tranche plus ou moins sur la portion voisine de la papille.

A part la notion que donne sur la forme et l'étendue de l'excavation physiologique la décoloration qui la caractérise, la marche des vaisseaux centraux cheminant dans l'excavation même, au fond de laquelle ils se ramifient ordinairement pour de là se rendre à la surface de la papille, fournit de précieux renseignements qui permettent de se rendre un compte très-exact sur la véritable conformation et les limites de cette excavation.

Une tache blanche-centrale se fondant insensiblement avec le reste de la papille, comme le montre à un faible degré la figure 1, indique une dépression à parois inclinées, une excavation infundibuliforme, ainsi que la courbure graduelle des vaisseaux centraux à leur point d'émergence vient encore le corroborer. Lorsque la coloration blanche de l'excavation tranche brusquement sur le voisinage (fig. 3,5), c'est que ses bords sont taillés à pic, aussi voit-on alors les vaisseaux faire tout à coup un coude d'autant plus marqué que l'excavation est plus profonde (fig. 3). Il n'est pas rare de voir du côté externe de petits vaisseaux cheminer sur la crête de l'excavation (fig. 5), de façon à en rendre encore la limite plus précise.

Il arrive encore assez fréquemment que l'excavation physiologique montre un bord abrupte tandis que le bord opposé, ordinairement situé en dehors, se présente en plan incliné. D'un côté la délimitation est précise, de l'autre elle est insensible. Les figures 2 et 4 montrent nettement cette disposition. Du côté nasal, l'excavation est taillée à pic, la précision de sa limite sur la figure 2 et le coude brusque que décrivent les vaisseaux dans la figure 4 le démontrent clairement; du côté temporal, au contraire, l'excavation rentre insensiblement dans le niveau de la papille et la coloration de la papille reparaît peu à peu ; d'ailleurs on peut voir, figure 4, deux vaisseaux importants et deux autres très-petits qui, venant du fond de l'excavation, montent graduellement dans le niveau de la papille.

L'étendue occupée par l'excavation physiologique est très-variable. On peut considérer celle que montre la figure 4 comme une large excavation, d'étendue encore assez exceptionnelle. Il est important de bien noter que, contrairement à ce qui arrive pour les excavations pathologiques, toute excavation physiologique ne doit occuper qu'*une partie* de la papille. Toutefois, particulièrement du côté temporal, il peut se faire que le bord de l'excavation atteigne les limites de la papille; mais si étroit que soit du côté nasal l'anneau, ou le croissant de papille qui persiste dans son niveau normal, on doit regarder une pareille disposition comme physiologique.

La profondeur de l'excavation peut aussi, suivant les cas, présenter des différences sensibles. La plus plus ou moins grande décoloration de la portion de papille qui se montre excavée donne déjà une notion sur son degré d'enfoncement. Dès que l'excavation est quelque peu accusée, on voit en outre apparaître, avec une netteté variable suivant les cas, le dessin de la *lame criblée* qui s'accuse par de petites taches gris-bleuâtre (fig. 2, 3, 4) revêtant une forme arrondie, allongée ou lozangique; quelquefois ces taches se présentent réunies en stries concentriques, particulièrement lorsqu'il s'agit d'excavations énormes, telles que les fournissent certains cas pathologiques (fig. 20).

On se rendra compte de la profondeur d'une excavation par une étude comparative à l'image droite de la surface de la papille et du fond de la partie excavée. On constatera que ces deux points se présentent dans des conditions de réfraction d'autant plus différents que l'excavation est plus profonde. Ainsi un œil étant emmétrope, et la papille pouvant être vue distinctement à condition que l'observateur relâche complétement son accommodation, on reconnaîtra que le fond de l'excavation ne peut être perçu avec une parfaite netteté que si l'on place derrière le miroir un verre concave d'autant plus fort que le fond de l'excavation siège dans un plan plus reculé.

Un examen à l'image renversée donnera aussi des renseignements sur le degré d'enfoncement d'une excavation physiologique, en utilisant le *déplacement parallactique* (voyez p. 18). Tandis que, en supposant toujours un œil emmétrope, l'image de la papille suivra exactement la loupe dans le déplacement imprimé à celle-ci, la partie excavée restera plus ou moins en retard suivant son degré d'enfoncement; de telle manière qu'on recevra l'impression d'un mouvement inverse à celui de la loupe qu'exécuterait le fond de l'excavation. Ce mode d'exploration fournira encore des notions très-précises sur la forme de l'excavation : s'il s'agit d'un bord taillé à pic, la différence entre les déplacements de la papille et de la partie excavée a lieu sans transition, mais lorsque la paroi de l'excavation est inclinée, on voit se produire sur celle-ci une sorte d'*ondulation*, comme si cette paroi subissait un mouvement de torsion.

Pour terminer l'étude de la papille, nous devons maintenant nous occuper de ses vaisseaux. Lorsqu'on explore l'œil à l'ophthalmoscope, on est immédiatement frappé par la présence de vaisseaux relativement importants qui traversent la papille pour de là aller se ramifier dans toute l'étendue de la rétine : ce sont les *vaisseaux centraux*. Notons cependant que ces derniers, surtout destinés à la rétine, ne contribuent que pour une part à la coloration et à la nutrition de la papille, qui reçoit aussi le sang des ciliaires longues par les *vaisseaux vaginaux*, et des ciliaires courtes par le *cercle de Haller*, communiquant en outre avec les vaisseaux de la choroïde. Certains petits vaisseaux que l'on voit naître tout près du bord de la papille en décrivant un crochet proviennent de cette dernière source (fig. 28).

Il n'existe pas dans la papille de vaisseaux qui viennent du cerveau, le nerf optique ne recevant de sang de cette origine que dans son trajet intra-crânien où il est nourri par des vaisseaux de la pie-mère. Quant aux vaisseaux qui assurent la nutrition du nerf dans son trajet intra-orbitaire, ils émanent de ses gaînes, qui, elles, reçoivent le sang de vaisseaux courant dans la cavité orbitaire. Il est donc inexact de dire, comme on l'a prétendu, que les troubles circulatoires du cerveau doivent directement se traduire sur la papille.

L'*artère centrale* et la *veine* du même nom, plus volumineuse et plus foncée que l'artère, peuvent commencer à se ramifier à une profondeur variable. Si les branches naissent dans la papille, c'est-à-dire en deçà de la lame criblée, elles pourront être poursuivies, grâce à la transparence du tissu papillaire, jusqu'au tronc principal qui apparaîtra souvent comme un point foncé, la colonne sanguine étant vue dans cet endroit suivant une grande épaisseur, dans le cas habituel où le vaisseau s'enfonce perpendiculairement dans le nerf. La figure 9 montre une semblable disposition sur un œil où l'excavation physiologique faisait défaut. Dans les figures 2 et 4, la bifurcation des vaisseaux centraux se fait en un point reculé d'une profonde excavation, et les branches cheminent ensuite au fond et sur les parois de la partie excavée avant d'atteindre la surface de la papille.

Lorsque l'artère et la veine centrales se ramifient au delà de la lame criblée, c'est-à-dire dans des points privés de transparence, les branches semblent alors naître isolément dans la papille. Telles sont les veines des figures 5 et 6, dont la première présente une excavation tandis que la seconde en est dépourvue. On peut voir dans certains cas une branche importante apparaître dans un point périphérique de la papille, et même, le vaisseau ayant suivi un trajet plus oblique, émerger hors de la papille, quoiqu'en général les *fines* branches *arquées* se rapportent ordinairement aux vaisseaux du cercle de Haller.

Dans les conditions physiologiques, le phénomène du pouls n'est pas visible à l'ophthalmoscope dans l'artère centrale et ses branches, mais il se produit du côté des veines une pulsation que l'on peut fréquemment constater dans des circonstances absolument normales. Il est rare que ce *pouls veineux* soit assez accusé pour que le grossissement fourni par un examen à l'image renversée permette de l'apprécier nettement, généralement ce n'est qu'en ayant recours à l'image droite qu'il est possible de le voir avec précision. Pour que ce phénomène se produise il est aussi nécessaire qu'une veine importante fasse un coude brusque sur le bord d'une excavation, comme par exemple, la veine qui se porte en bas sur la figure 3, et la pulsation n'est visible que dans le point même où la veine se réfléchit.

Le pouls veineux se traduit par un soulèvement régulier coïncidant avec la systole artérielle, tandis qu'au pouls des artères correspond un affaissement dans la veine. Le phénomène est donc inverse à celui qui se passe du côté des artères. Voici d'ailleurs l'explication de cette pulsation veineuse : au moment où le sang, chassé dans les artères, pénètre en plus grande abondance dans l'œil, dont la capacité est complétement remplie par les divers milieux qui l'occupent, la tension tendant à s'accroître par suite de la résistance de la coque oculaire, il en résulte une compression sur les veines qui hâte le retour du sang en déterminant un affaissement des parois veineuses, puis la diastole artérielle terminée, les veines se remplissent de nouveau et reprennent leur volume ordinaire.

Il est important de bien noter que la pulsation veineuse, simplement marquée par un léger aplatissement se reproduisant périodiquement, dans les intervalles qui séparent les pulsations artérielles, sur les grosses veines au moment où elles s'enfoncent dans la papille, n'a pas, à proprement parler, de signification pathologique; mais il en est tout autrement dans les cas où un phénomène analogue se montre sur les branches de l'artère centrale. Ici l'apparition du pouls dénote, ou une augmentation de tension du globe oculaire (glaucome), ou une compression de l'artère centrale dans l'extrémité du nerf optique même, telle qu'elle peut se présenter par suite d'une hémorrhagie dans les gaines ou d'un étranglement consécutif à une papillo-rétinite, etc.

ASPECT PHYSIOLOGIQUE DES MEMBRANES PROFONDES DE L'ŒIL.

Après l'examen de la papille, l'attention doit se porter sur les membranes qui tapissent le fond de l'œil, et ici également il est de la plus grande importance de bien connaître les aspects variés que peut offrir l'état physiologique. Dans ce chapitre, nous avons à nous occuper successivement de la rétine et de la choroïde.

RÉTINE.

La *rétine*, grâce à sa transparence, ne se révèle guère à l'ophthalmoscope que par ses vaisseaux, ainsi que par l'aspect particulier qu'elle communique au fond de l'œil, dans un certain nombre de cas, vers la région de la macula et parfois aussi au voisinage de la papille. La rétine n'est pas toutefois incolore, ainsi que l'a découvert Boll ; sous l'influence de l'obscurité, elle devient le siège d'une coloration rouge (*pourpre rétinien*) qui contribue pour une part

à donner au fond de l'œil la teinte rouge sous laquelle il se présente. O. Becker a démontré nettement que le pourpre visuel était visible à l'ophthalmoscope, en pratiquant sur un œil conservé dans
l'obscurité une fenêtre à travers la sclérotique et la
choroïde, et en constatant qu'à l'examen ophthalmoscopique, la fenêtre se montrait rougeâtre. Mais cette
teinte ne peut s'apercevoir en examinant les malades
qui sortent d'un jour vif, pas plus que ne peut du
reste l'apercevoir un sujet exposé à la grande lumière, celle-ci dissipant la teinte propre de la rétine.

Les *vaisseaux centraux*, à partir de leur point
d'émergence sur la papille, se répartissent dans la
rétine suivant un type assez uniforme, à ce point que
sur un dessin exactement exécuté, il sera toujours
facile de reconnaître un œil droit d'un œil gauche, à
condition que l'on sache, bien entendu, si l'on a représenté une image droite ou une image renversée.

A une artère correspond toujours une seule veine
qui s'en différencie par une teinte plus foncée et par
un calibre qui excède celui de l'artère d'un tiers au
plus. L'artère et la veine qui l'accompagne, marchent
parallèlement, la veine se montrant toutefois plus
sinueuse, et à chaque ramification de l'un des vaisseaux a lieu une semblable division de l'autre. Ces
deux ordres de vaisseaux rampent dans la portion
la plus interne de la rétine, c'est-à-dire dans la
couche des fibres nerveuses; les troncs les plus vo-

lumineux faisant même saillie du côté du corps vitré
en soulevant la membrane hyaloïde. Cette saillie
s'étudie facilement chez les enfants, grâce au miroitement de la surface rétinienne où deux reflets
accompagnent les gros troncs vasculaires près de
la papille. Lorsque l'artère et la veine correspondante se croisent, on voit tantôt la veine, tantôt
l'artère passer au-devant de l'autre vaisseau. Toutefois à une certaine distance de la papille, c'est l'artère qui recouvre plus généralement la veine.

A mesure que les vaisseaux s'éloignent de la papille, ils diminuent de calibre et se ramifient en
branches de plus en plus fines de manière à porter
le sang dans toute l'étendue de la rétine; mais à leur
naissance, on voit généralement l'artère et la veine
centrales se bifurquer, à moins que la bifurcation
n'ait déjà eu lieu au delà de la lame criblée, de façon à ce qu'une branche se porte en haut et l'autre
en bas (fig. 1, 2, 3, 4, 9, etc.), puis chacune de ces
branches se bifurque à son tour. Un de ces deux
nouveaux rameaux, le plus important en volume, se
dirige en haut ou en bas (suivant que l'on considère
la moitié supérieure ou la moitié inférieure de l'œil)
et en même temps en dehors, en décrivant une
courbe dont la concavité regarde le point central de la
rétine (la macula). Cette branche fournit le sang aux
parties qu'elle traverse, en envoyant particulièrement
de fines divisions qui convergent vers la macula, et
se répand dans toute la moitié externe de la rétine.

L'autre rameau, d'un calibre un peu inférieur au précédent, fait circuler le sang dans toute la portion de la rétine qui s'étend en dedans à partir de la papille; sa direction est oblique en haut, ou en bas, et en dedans.

Ces rameaux, externe et interne, se bifurquent de nouveau à une distance variable de la papille, quelquefois même déjà dans leur trajet sur celle-ci, de manière qu'un plus grand nombre de branches partent alors de la papille (fig. 4, 5). On peut aussi voir une branche importante, artère ou veine, naître par exception dans le segment opposé à celui où il doit se ramifier, cette branche rejoignant ensuite par une courbe le vaisseau qu'il doit accompagner. Ainsi dans la figure 4, l'artère externe inférieure émane du tronc artériel supérieur, et vient après quelques sinuosités qu'elle décrit au côté externe de la papille, rejoindre la branche veineuse qui lui correspond. Quelquefois même il arrive que le groupe vasculaire en entier, artère et veine, présente cette même irrégularité dans son origine, c'est ce que l'on constate, figure 3, pour l'artère et la veine internes inférieures, qui naissent des troncs artériel et veineux occupant la moitié supérieure de la papille.

Nous venons de voir comment est porté le sang dans la moitié externe de la rétine ainsi que dans la partie interne jusqu'à la papille, quant à la portion de rétine comprise entre la macula et la papille, elle est alimentée par quelques fines branches

qui se dirigent horizontalement en dehors (fig. 1,
3, 5).

D'après ce que nous avons dit sur la marche des
vaisseaux, on voit que la moitié interne de la papille
environ est occupée par la masse des branches vasculaires importantes, tandis que la moitié externe
n'est traversée que par quelques minces vaisseaux.
De ce côté on observe parfois, particulièrement sur
des yeux présentant un staphylome postérieur, de
petites branches vasculaires qui, naissant au bord
interne de l'anneau sclerotical, se portent, après avoir
décrit un brusque crochet, en dehors (fig. 28), il s'a-
git alors de vaisseaux émanant du cercle de Haller.
Il est bien entendu que nous ne parlons pas ici de
vaisseaux d'un certain calibre, ceux-ci ne pourraient
être attribués à une semblable origine et devraient
être considérés comme des émanations des vaisseaux
centraux.

Pour ce qui regarde l'aspect sous lequel se présentent les vaisseaux à l'ophthalmoscope, on constate que chaque branche de quelque importance est
limitée latéralement par une ligne rouge, tandis que
le centre est représenté par une teinte d'un rouge
plus clair. La seule différence entre les artères et les
veines, c'est que pour ces dernières le dessin est
d'un rouge plus sombre. Il ne faudrait pas croire
que les lignes latérales correspondent aux parois
vasculaires et que l'intervalle plus clair figure la
lumière du vaisseau. Les parois mêmes sont en effet

4

incolores, et dès que le sang cesse d'arriver dans le
vaisseau, celui-ci devient invisible à l'ophthalmoscope, ce dont on peut s'assurer pour les artères à
leur émergence de la papille, en exerçant une pression sur l'œil pendant qu'on pratique l'examen
ophthalmoscopique, de façon à ne plus permettre
la pénétration du sang dans l'œil qu'au moment de la
systole ventriculaire, c'est-à-dire en provoquant le
pouls artériel; le sang n'arrive plus alors que par
saccades, et dans l'intervalle l'artère disparaît complétement.

Cet aspect particulier des vaisseaux de la rétine
s'explique par la reflet qui se produit sur la convexité du cylindre représenté par le sang compris
dans le vaisseau. La lumière tombant sur la colonne
formée par le sang, car la paroi vasculaire est incolore, se trouve vivement réfléchie par la partie saillante, surtout si le vaisseau est très-rempli, ainsi que
se montrent habituellement les artères, et les veines
dans certains cas pathologiques (fig. 12, 13), et la
couleur propre du sang n'apparaît avec intensité
que sur les côtés où la lumière tombe obliquement.

On peut reproduire parfaitement ce phénomène
en collant dans le fond d'un œil artificiel un petit
morceau de papier sur lequel on trace, en se servant
d'encre ordinaire, ou mieux d'encre rouge, une ligne
un peu épaisse, avec une plume très-chargée de
liquide. Tant que l'encre est fraîche et forme une
saillie en demi-cylindre, on voit nettement, en ob-

servant le trait avec l'ophthalmoscope, une ligne brillante qui en occupe le centre, tandis que de chaque côté existe une ligne noire ou rouge suivant l'encre dont on a fait usage.

Les fibres nerveuses, en quittant la papille, suivent, pour aller couvrir toute l'étendue de la rétine, un trajet absolument semblable à celui des vaisseaux. Les faisceaux les plus importants se dirigent en haut et en bas pour s'incurver ensuite au dehors et contourner la macula. Une quantité de fibres un peu moindre se dirige en dedans, tandis que celles qui se portent directement en dehors sont de beaucoup les moins nombreuses. Dans les cas où accidentellement les fibres nerveuses sont dépourvues de transparence, par suite d'une réapparition de la gaine de myéline (*fibres nerveuses à deux contours*, fig. 6), on peut très-nettement se convaincre de ce mode de répartition des éléments fibrillaires du nerf optique, ainsi que nous le verrons plus loin.

Malgré la transparence de la rétine, il est encore possible, dans des cas absolument normaux et notamment chez les jeunes sujets, de se rendre compte par un examen attentif, pratiqué au voisinage de la papille, de la distribution des fibres nerveuses. Surtout en ayant recours au grossissement que fournit l'image droite, on verra une striation rayonnant autour de la papille et s'accusant particulièrement dans la moitié interne, sous forme de lignes rougeâtres miroitantes, disposition qu'il ne faudrait pas prendre pour un défaut de transparence de la rétine et rapporter à un léger degré de névrite ou de rétinite.

Un semblable miroitement de la rétine se produit habituellement aussi, dans des conditions analogues, c'est-à-dire chez les personnes jeunes, au voisinage des gros vaisseaux, là où la membrane hyaloïde se trouve soulevée ainsi que les fibres nerveuses les plus internes par la saillie du vaisseau. Celui-ci se montre alors accompagné, outre les deux lignes rouges qui le limitent, d'une double ligne blanche, qui brille ou s'efface, tantôt d'un côté, tantôt de l'autre, en même temps qu'on imprime au miroir, avec lequel on pratique l'examen à l'image droite, de légers mouvements de rotation, c'est-à-dire suivant l'incidence des rayons dirigés dans l'œil par l'ophthalmoscope.

Cet état purement physiologique ne devra pas être confondu avec la forme de rétinite désignée sous le nom de périvasculite, dans laquelle on rencontre également le long des vaisseaux une double ligne blanche (comme fig. 13), attendu que dans ce dernier cas il s'agit d'une véritable opacité se révélant toujours avec le même aspect, quelle que soit l'inclinaison donnée au miroir.

Enfin il est important de noter que chez les sujets très-pigmentés, et surtout chez les nègres, toute l'étendue de la rétine est susceptible de présenter sous l'ophthalmoscope, plus ou moins, ce reflet blanchâtre miroitant, capable, si l'on n'était pas bien renseigné sur les divers aspects que peut physiologiquement offrir la rétine, d'en imposer pour une suffusion rétinienne ou une rétinite.

Nous arrivons maintenant à l'étude de la région de la rétine qui correspond au pôle postérieur de l'œil, c'est-à-dire la *macula*. Bien que cette portion du fond de l'œil, dans nombre de cas, ne se différencie guère à l'ophthalmoscope des parties voisines, son exploration a néanmoins une grande importance, eu égard aux fonctions qu'elle est appelée à remplir. Tout examen ophthalmoscopique sérieux doit débuter par l'exploration de la papille *et de la macula* avant d'être dirigé sur les autres points des membranes profondes de l'œil.

Nous avons à distinguer dans cette région de la rétine deux parties : la *fossette centrale* et le *pourtour de la macula*. La première aboutit à l'axe antéro-postérieur de l'œil; sa coloration chez l'homme et le singe est jaune, de là le nom de *tache jaune* qui lui a été aussi assignée. Cette teinte n'est pas due à du pigment, mais à une coloration transparente ayant pour objet d'absorber les rayons violets et bleus de la rétine. Si on pratique une coupe dans cette partie de la membrane nerveuse de l'œil, on voit que la rétine augmente d'épaisseur au voisinage de la tache jaune pour former le pourtour de la macula tandis qu'elle s'amincit aussitôt dans la fossette centrale. C'est que la rétine se trouve en effet dans

4.

ce dernier point réduite en quelque sorte à deux couches : la couche sensorielle uniquement formée de cônes, et la couche ganglionnaire qui acquiert ici une épaisseur considérable, tandis que les fibres nerveuses, en s'enfonçant dans les ganglions, disparaissent en ce point le plus sensible de la rétine. A côté de la fossette centrale, toutes les couches de la rétine reprennent leur place et celles qui faisaient défaut dans la fossette se trouvant pour ainsi dire tassées dans le voisinage ; il en résulte une plus grande épaisseur de la rétine dans le pourtour de la macula.

Ces quelques explications étaient nécessaires pour pouvoir nous rendre compte de l'aspect particulier suivant lequel se présente à l'ophthalmoscope la macula spécialement chez les jeunes sujets. Notons d'abord que la teinte jaune de la macula échappe à l'examen ophthalmoscopique parce qu'elle se trouve en quelque sorte noyée dans la lumière jaune dont on fait usage pour l'exploration ; il n'y a guère que lorsqu'on observe des yeux d'un bleu très-clair que l'on peut distinguer cette coloration.

Habituellement la macula apparaît sous forme d'une tache rouge sombre (fig. 5), à cause du peu d'épaisseur de ce point de la rétine qui permet de voir plus directement la choroïde. On la rencontre à deux diamètres papillaires et demi du centre de la papille et en dehors de celle-ci, à une distance réelle du centre papillaire que l'on peut évaluer à peu près à quatre millimètres. En même temps la macula ne se trouve pas sur une ligne horizontale qui passerait par le centre de la papille, mais un peu au-dessous de cette ligne, c'est-à-dire quelque peu au-dessus quand on pratique l'examen à l'image renversée.

Lorsqu'on explore la macula à l'image renversée, on aperçoit, en outre, autour du point plus foncé qui la représente, un anneau blanchâtre plus ou moins brillant (fig. 5) affectant la forme d'un ovale à grand axe horizontal et qui résulte du reflet de la lumière sur le rebord légèrement saillant constituant le pourtour de la macula. L'axe vertical plus court de cet ovale est à son axe horizontal, environ comme 3 est à 4, et le premier équivaut à peu près au diamètre de la papille.

Le miroitement produit sur le pourtour de la macula est influencé par la façon dont tombe la lumière sur cette portion de la rétine, de sorte qu'il suffit d'un léger mouvement imprimé au miroir pour faire sauter le reflet plus particulièrement sur un point ou sur un autre, l'anneau pouvant ainsi se trouver interrompu sur une partie de son étendue.

Entre cet anneau et la macula, on voit souvent apparaître un second anneau concentrique au premier et moins brillant que lui (fig. 5), qui résulte de ce que la rétine ne descend pas en ligne droite dans la fossette, mais atteint celle-ci en décrivant une légère courbure, sur la saillie de laquelle se produit un nouveau reflet.

L'explication d'après laquelle on fait jouer à la pupille le rôle principal dans la production de l'ovale brillant qui entoure la macula, ne saurait être acceptée, attendu que contrairement à ce que prétend M. Brecht, et à ce que d'autres mal inspirés ont répété après lui, le dessin ovalaire circonscrivant la macula ne disparaît nullement après dilatation de la pupille.

Un pareil dessin de la macula et de son pourtour, visible seulement à l'image renversée, ne s'accuse guère que chez les enfants ou les jeunes gens, plus tard il semble que la rétine perd son brillant, et la région de la macula ne se révèle plus à l'ophthalmoscope que par une teinte plus foncée se fondant insensiblement avec les parties voisines (fig. 1, 2). Chez beaucoup de sujets il est même impossible de saisir vers la macula la moindre différence dans la coloration du fond de l'œil. Seule, la façon dont convergent les fins vaisseaux permet de préciser l'emplacement exact de la macula.

Dans quelques cas on voit la macula apparaître à l'image renversée comme un point blanchâtre entouré d'une zone d'un rouge plus sombre que les parties voisines (fig. 4), disposition dont il est difficile de se rendre compte. On s'explique encore moins comment chez certains sujets la région de la macula affecte, à l'image droite, une figure triangulaire occupée par une teinte plus foncée et présentant à son centre une tache claire. Notons en passant qu'un reflet triangulaire analogue s'observe sur la membrane du tympan à l'examen otoscopique. Ces images bizarres ne sont autres que le résultat d'un jeu de lumière probablement fort complexe. Peut-être pourrait-on invoquer, pour expliquer cette diversité d'aspects, des différences individuelles dans la courbure de cette région du fond de l'œil.

Si on étudie les rapports des vaisseaux rétiniens avec la macula, on voit qu'aucun ne la traverse, mais que les artères et les veines voisines envoient de nombreuses branches très-fines dont les extrémités convergent vers ce point en s'en rapprochant plus ou moins (fig. 1, 2).

CHOROIDE.

C'est particulièrement à l'abondance des vaisseaux contenus dans la choroïde que le fond de l'œil doit surtout la teinte rouge sous laquelle il se présente. Mais cette coloration est modifiée suivant le mode de répartition et la plus ou moins grande quantité du pigment contenu, d'abord dans la couche épithéliale qui recouvre la rétine et, d'autre part dans la charpente de la choroïde, c'est-à-dire dans le stroma choroïdien. L'aspect général du fond de l'œil, comme la coloration de l'iris, sera donc influencé par la pigmentation de l'individu, la couleur de son teint et de ses cheveux; il variera aussi si le pigment se

montre surtout abondant, soit dans la couche épithéliale, soit dans le stroma.

Dans la majorité des cas, le pigment répandu dans
la couche de cellules hexagonales recouvrant la rétine est assez abondant pour masquer le détail de la
structure choroïdienne, et le fond de l'œil apparait
avec une teinte à peu près égale d'un rouge plus ou
moins accusé ou assombri, suivant que les cheveux
de l'individu sont plus ou moins foncés. Pourtant
cette coloration n'est pas absolument uniforme, et,
si l'on fait usage d'un grossissement suffisant, on
constatera comme un état granulé, formé par des
points plus foncés et très-rapprochés, qui ne sont
autres que les petits amas de pigment renfermés
dans la couche épithéliale (voyez la plupart de nos
dessins).

Lorsqu'il s'agit d'un sujet blond, le fond de l'œil
se montre d'un rouge clair, parfois même seulement
rosé, et les vaisseaux de la choroïde peuvent alors
apparaître nettement, se dessinant en rouge sur un
fond moins teinté, ainsi qu'on le voit dans un cas
pathologique représenté figure 36. Il est possible
dans ces conditions de suivre les vaisseaux choroïdiens, de constater leur réunion en des troncs de
plus en plus volumineux qui, à une certaine distance
de la papille, disparaissent brusquement par suite
de leur passage à travers la sclérotique. Chez les
albinos, ces vaisseaux choroïdiens apparaissent sur
un fond presque blanc formé par la sclérotique.

Il importe de se mettre en garde contre une erreur de diagnostic qui consisterait à attribuer cet état à une disparition d'une partie des éléments de la choroïde *(choroïdite atrophique)*. La coloration des cheveux de l'individu fournit déjà un précieux renseignement, mais d'autre part on s'assurera que, dans un cas physiologique, cet aspect du fond de l'œil se montre le même dans les divers points soumis à l'exploration, tandis que si on a affaire à une choroïdite atrophique, celle-ci aura plus particulièrement frappé telle ou telle région.

Lorsque chez des sujets très-blonds les vaisseaux choroïdiens s'accusent avec une grande netteté, il est toujours facile de les distinguer des vaisseaux de la rétine. Les premiers, dont les plus volumineux ont un diamètre supérieur aux plus gros vaisseaux rétiniens, offrent une coloration rouge moins intense, plutôt rosée, d'une teinte uniforme, les vaisseaux choroïdiens étant dépourvus de cette ligne foncée qui limite de chaque côté ceux de la rétine. D'autre part, la marche de ces deux ordres de vaisseaux est inverse ; tandis que les branches rétiniennes s'amincissent en s'éloignant de la papille, les vaisseaux choroïdiens diminuent au contraire de calibre en s'en rapprochant et décrivent généralement une courbe pour revenir sur eux-mêmes lorsqu'ils ont atteint le voisinage du disque papillaire.

Dans les cas où le pigment se montre surtout abondant dans le stroma choroïdien, la couche épi-

théliale n'en étant que faiblement fournie, le fond
de l'œil revêt un aspect tout particulier qu'il faut
bien connaître. Bien que le ton rouge de l'œil présente ici une intensité qui devrait s'opposer à la distinction des vaisseaux choroïdiens dont la coloration
rouge est elle-même médiocrement accusée, ceux-ci
se manifestent néanmoins très-nettement par suite
de la coloration foncée du stroma sur laquelle ils
tranchent en clair. On voit alors le fond de l'œil
parsemé de taches (fig. 14, 27) d'un rouge sombre,
parfois presque noires, à forme anguleuse, losangique,
qui, petites près de la papille, se montrent bientôt
plus étendues, pour s'allonger ensuite dans les parties périphériques en prenant une direction rayonnée. Les intervalles plus clairs compris entre ces
taches représentent les vaisseaux choroïdiens.

Dans l'état physiologique, ces taches, quelle que
soit leur intensité, affectent une distribution régulière et on les retrouve offrant un aspect analogue
dans des points symétriques du fond de l'œil. On ne
les confondra donc pas avec les taches irrégulières
de forme et de siège qui caractérisent la choroïdite
disséminée.

La disparition de la couche épithéliale peut aussi
pathologiquement donner lieu, par suite de la dénudation du stroma choroïdien, à la formation d'un
dessin de taches qui est le même que celui que nous
venons d'indiquer, mais on reconnaîtra qu'il ne
s'agit plus d'un état physiologique à ce que cette

disposition se montrera plus ou moins circonscrite (souvent à bords frangés) dans une portion du fond de l'œil.

Si l'on considère la variété des aspects suivant lesquels la choroïde peut se montrer à l'état normal, on se convaincra aisément de l'impossibilité dans laquelle on se trouve, dans les conditions ordinaires, de reconnaître à l'ophthalmoscope la congestion de la choroïde, aussi un tel diagnostic ne sera-t-il jamais fait par un observateur exercé. Tout au plus sera-t-il possible de parler de congestion de la choroïde, dans des cas tels qu'on les observe parfois chez certains myopes, où les vaisseaux choroïdiens s'étant trouvés mis à nu, on peut constater que ceux-ci se montrent dilatés et serrés les uns contre les autres au voisinage de la papille.

FIBRES NERVEUSES OPAQUES.

Après avoir exposé sous quel aspect se présente normalement le fond de l'œil, nous devons immédiatement signaler certaines anomalies congénitales qui peuvent faire varier notablement l'image habituelle, sans que pour cela il en résulte un trouble sensible dans l'état fonctionnel. Parmi ces anomalies, la plus remarquable est celle qui est due à la présence de fibres nerveuses opaques dans la papille et la rétine.

On sait que les fibres du nerf optique, en traver-

5

sant la lame criblée, qui n'est autre que la terminaison de la neuroglie, se dépouillent de leur gaîne
de myéline, pour devenir de simples cylindres-axes;
or il arrive accidentellement que ces fibres, privées
de myéline, reprennent parfois à une distance variable de la lame criblée leur enveloppe opaque, en
sorte qu'à l'examen ophthalmoscopique, elles apparaissent avec une coloration blanche très-vive.

Au microscope, la fibre, au lieu d'être limitée par
un seul contour, en offre deux, la ligne la plus interne correspondant au cylindre-axe, et l'externe
représentant l'enveloppe de myéline : de là la désignation de *fibres nerveuses à deux contours* que
l'on donne aussi à cette anomalie. Les examens
microscopiques ont encore démontré qu'entre la lame
criblée et le point où la fibre redevient opaque, il
existe toujours un trajet plus ou moins étendu pendant lequel la fibre a sa transparence normale ; ce
qui fait que dans l'image ophthalmoscopique, la
plaque constituée par les fibres à deux contours
n'empiète guère sur la papille, qui elle-même con-
serve la transparence de son tissu. En outre la plaque
formée par les fibres à deux contours n'occupe pas
toute l'épaisseur de la couche des fibres nerveuses ;
elle est constamment recouverte en dedans et en
dehors par des fibres transparentes.

Les plaques de fibres opaques (fig. 6, 7, 8, 9)
offrent une coloration blanche brillante. Elles sont
formées de stries à direction rayonnante par rapport

à la papille ; cette striation se montrant surtout
nettement accusée lorsque, comme figure 9, les fibres
opaques sont peu nombreuses. Dans tous les cas,
quelle que soit l'épaisseur de la plaque, cette disposition striée se retrouve à son extrémité périphérique (fig. 6), la terminaison se faisant par un bord
inégal, dentelé, en flammèche.

Les plaques naissent habituellement au voisinage
du bord papillaire, en un point variable, suivant
que la fibre nerveuse a parcouru un chemin plus ou
moins étendu, à partir de la lame criblée, avant de
s'envelopper de nouveau de myéline. Le plus souvent la plaque empiète quelque peu à sa naissance
sur le bord papillaire (fig. 6, 7). Quelquefois, ainsi
que nous en avons vu un cas, la plaque, très-cir-
conscrite, naît près du centre de la papille et ne dépasse pas le bord de celle-ci, donnant ainsi au disque
papillaire un aspect étrange. Enfin, assez fréquemment, la plaque ne se montre qu'à une petite distance de la papille (fig. 9), ou est en contact avec
elle (fig. 8).

La figure 8 représente une curieuse coïncidence
d'un large staphylome postérieur avec une plaque
de fibres nerveuses à deux contours. Si l'on avait
pu avoir un doute sur la nature de cette plaque,
celui-ci se serait vite dissipé par l'inspection de
l'autre œil (fig. 9), également myope, mais à un
degré moindre, qui présentait vers le bord inféro-
externe de la papille, et à une petite distance de

celle-ci (image renversée), deux groupes de stries blanches tout à fait caractéristiques. Sur l'œil droit (fig. 8), où siégeait un staphylome très-étendu avec dénudation presque complète de la sclérotique se révélant par une coloration blanc-bleuâtre chatoyante, la plaque de fibres opaques, ovoïde, touchant le bord inféro-interne de la papille (image renversée) par sa petite extrémité et débordant à peine le staphylome par son extrémité la plus volumineuse, tranchait sur le staphylome par une coloration plus grisâtre. Sa nature fibrillaire parfaitement accusée lui donnait l'apparence de la ouate.

Pour ce qui regarde les rapports des vaisseaux de la rétine avec les plaques de fibres nerveuses à deux contours, on observe que celles-ci suivent le trajet des principaux troncs vasculaires. En outre, comme les vaisseaux rampent dans la couche des fibres nerveuses à une profondeur variable, il arrivera que ceux-ci se trouveront tantôt superposés à la plaque, tantôt noyés au milieu des fibres opaques, ce que montrent les figures 6, 7, 8.

La plaque pourra être unique, mais quelquefois on en observera deux (fig. 6) ou un plus grand nombre. Relativement au siège par rapport à la circonférence de la papille, on remarquera que les plaques se montreront particulièrement dans les points où les fibres sont le plus abondantes, c'est-à-dire en haut et en bas. Par ordre de fréquence on les trouvera ensuite au côté interne de la papille, obliquement dirigées en haut ou en bas. Enfin on ne les rencontrera jamais au côté de la papille qui regarde la macula.

Exceptionnellement, il arrive que ces plaques de fibres opaques atteignent de grandes dimensions; dans ce cas elles se prolongent en suivant les gros troncs vasculaires et décrivent comme eux une courbe autour de la macula sans atteindre celle-ci, rendant ainsi manifeste le mode de distribution des fibres nerveuses à partir de la papille.

Presque constamment ces fibres opaques s'échappent en rayonnant de la papille; pourtant il arrive que quelques fibres peuvent décrire un coude pour prendre ensuite une direction circulaire, concentrique à la papille (fig. 7). Ce qui semblerait démontrer que certaines fibres du nerf optique affectent une semblable distribution. Dans un cas nous avons nettement vu une bandelette de fibres opaques prendre naissance au côté supéro-interne de la papille (image droite), puis se recourber en bas presque aussitôt pour contourner la papille dans près d'un tiers de sa circonférence.

La macula restant constamment intacte, la présence des fibres opaques n'exerce aucune influence sur l'acuité visuelle, aussi arrive-t-il souvent qu'on les découvre par hasard. On ne peut pas regarder comme rare cette anomalie, car si on a occasion de pratiquer de nombreux examens ophthalmoscopiques, on la rencontrera encore assez fréquemment, mais alors sous forme de petites plaques, car celles qui suivent au loin les vaisseaux centraux sont exceptionnelles.

Comme les plaques de fibres nerveuses à deux contours constituent un obstacle à la pénétration des rayons jusqu'à la couche sensorielle, il en résulte que les parties de la rétine ainsi recouvertes sont privées de fonctionnement, d'où un sectome d'étendue variable qui vient s'adjoindre à la lacune du champ visuel formée normalement par la papille, c'est-à-dire à la *tache de Mariotte,* et qui, comme celle-ci, passe inaperçue.

Il importe de bien connaître les caractères de ces plaques opaques d'origine congénitale pour ne pas les confondre avec les altérations acquises de la couche des fibres nerveuses *(dégénérescence gangliforme)* que l'on rencontre dans la rétinite de Bright et la papillo-rétinite. Dans ces derniers cas, les modifications ne sont pas absolument limitées aux fibres nerveuses, et les parties voisines de la rétine ainsi que les vaisseaux qui émergent de la plaque ne montrent pas une intégrité absolue comme lorsqu'il s'agit de fibres à deux contours. Le signe différentiel le plus caractéristique est que les plaques de dégénérescence empiètent largement sur la papille même.

Une anomalie fort rare consiste dans l'existence au voisinage de la papille, non plus de fibres blanches, mais de *stries rougeâtres,* occupant également la couche des fibres nerveuses, et dont on n'appréciera la nature qu'à condition de s'adapter très–exactement pour obtenir une image parfaitement nette. Grâce au grossissement fourni par l'examen à l'image droite, on s'assurera qu'il ne s'agit pas d'un voile résultant d'un défaut de transparence, ou d'un trouble partiel dû à la présence d'un astigmatisme.

CHAPITRE IV

MALADIES DU NERF OPTIQUE

Les maladies du nerf optique, considérées uniquement au point de vue de l'examen ophthalmoscopique, seront étudiées en passant successivement en revue l'atrophie de la papille, la papillite, la papillorétinite et la névrite, ainsi que les atrophies consécutives à ces dernières affections ; puis considérant que le symtôme pathognomonique du glaucome que montre l'ophthalmoscope consiste dans le refoulement de la papille, nous terminerons par l'étude de l'excavation glaucomateuse.

ATROPHIE DE LA PAPILLE.

Si nous ne tenons compte que des signes fournis par l'examen ophthalmoscopique, nous n'aurons guère à décrire qu'une seule forme d'atrophie de la papille ; à peine l'ophthalmoscope permettra-t-il dans quelques cas de différencier la variété d'atro-

phie papillaire qui accompagne l'ataxie locomotrice.
Il est bien entendu que nous ne nous occupons ici
que de l'atrophie papillaire primitive et que nous
n'envisageons nullement les variétés d'atrophie qui
peuvent succéder aux diverses affections des membranes profondes de l'œil ou à l'inflammation du
nerf optique.

Quels sont les caractères ophthalmoscopiques de
l'atrophie de la papille ? Ce qui frappe tout d'abord
l'observateur, c'est la *décoloration de la papille*
(fig. 10 et 11). Il n'est pas toujours aussi simple
qu'on le pourrait supposer au premier abord de décider si un certain degré de pâleur de la papille
constitue un état pathologique. Dans les cas où il
existe un œil sain, le diagnostic est singulièrement
facilité par l'étude comparative des deux yeux; mais
si ce contrôle fait défaut, on pourra éprouver un
véritable embarras pour établir si une légère blancheur des papilles doit être attribuée à une atrophie
débutante. A part l'influence exercée par l'âge, on
sait en effet qu'il existe des différences individuelles
sensibles dans la coloration de la papille, aussi
sera-t-il nécessaire dans le doute de recourir à un
examen fonctionnel minutieux.

Au début, la perte de la couleur normale de la
papille s'accuse surtout dans la portion du disque
papillaire qui est physiologiquement moins colorée,
c'est-à-dire dans la moitié externe; plus tard la décoloration devient manifeste dans toute l'étendue de

5.

la papille. Peu à peu la pâleur se montre telle qu'il ne peut plus exister le moindre doute sur la nature de l'affection.

La perte de la couleur rosée de la papille est due dans l'*atrophie suite de compression (atrophie progressive* de cause *cérébrale)*, à la disparition des fins vaisseaux qui rampent dans le tissu papillaire, de là une plus grande transparence de celui-ci, encore accrue ultérieurement par la raréfaction graduelle de ses éléments nerveux. En conséquence, le nerf optique lui-même, avec sa coloration blanche propre, devient de plus en plus apparent, ainsi que la lame criblée, qui, à part les points où, grâce à une excavation physiologique, elle était déjà visible, peut encore devenir manifeste dans une étendue variable, surtout dans le segment externe de la papille (fig. 11) où les fibres nerveuses sont normalement moins nombreuses.

Un autre résultat de cette extrême transparence de la papille consiste dans la possibilité de suivre avec une parfaite précision les vaisseaux dans l'épaisseur du tissu papillaire jusqu'au moment où ils franchissent la lame criblée (fig. 11). En outre, pour la même raison, les limites de la papille s'accusent avec une netteté que n'offre pas l'état physiologique. A part que la papille, par suite de sa décoloration, tranche vigoureusement sur le fond rouge de l'œil, on constate que les limites choroïdienne et sclérale, ainsi que l'anneau sclérotical qu'elles circonscrivent, se révèlent par un dessin très-précis (fig. 11), même au côté interne de la papille où ces limites sont normalement moins franchement distinctes.

Quelque complète que soit l'affection, il n'est pas ordinaire, dans ce genre d'atrophie, que la décoloration arrive jusqu'à donner à la papille un aspect tendineux, nacré. Si l'on a soin de ne pas faire usage d'une source lumineuse trop vive et si, en même temps, on a recours à un fort grossissement, ce que l'on obtient en procédant à un examen à l'image droite avec un miroir plan, on sera étonné de voir que des papilles, qui semblaient d'une blancheur extrême dans les conditions ordinaires d'examen à l'image renversée, présentent encore néanmoins une légère teinte mélangée de rose pâle. Dans le cas où par hasard on rencontre une atrophie complète du nerf optique chez un malade atteint d'un large staphylome postérieur ayant dénudé presque absolument la sclérotique, on peut se convaincre combien est encore différente la coloration de la sclérotique comparativement à celle de la papille atrophiée.

Dans la *dégénérescence grise des nerfs optiques*, qui peut précéder ou accompagner une semblable altération siégeant dans les cordons postérieurs de la moelle ou dans un autre point des centres nerveux, il existe aussi une décoloration de la papille, mais celle-ci ne doit pas être attribuée seulement à une disparition des petits vaisseaux, elle reconnaît encore pour cause la perte de transparence de la papille, due à la transformation des fibres nerveuses en un tissu fibrillaire. Il y a donc ici une opacification de la papille qui vient masquer les capillaires susceptibles encore de persister, et c'est au plus grand pouvoir réflecteur de ce tissu substitué qu'est dû en grande partie l'aspect *blanc gris-bleuâtre* de la papille propre à ce genre d'atrophie.

En outre, par suite du manque de transparence de la papille, on observe que les vaisseaux centraux qui, physiologiquement et surtout dans les cas d'atrophie simple, peuvent être poursuivis dans leur trajet intra-papillaire, cessent d'être perçus dès qu'ils pénètrent dans la papille, en sorte qu'ils paraissent comme plaqués sur celle-ci (fig. 10).

Ce sont surtout ces quelques caractères qui permettent, dans un certain nombre de cas, de différencier avec l'ophthalmoscope, l'atrophie simple de la dégénérescence grise des nerfs optiques et des atrophies résultant d'inflammations où l'altération des parois vasculaires offre encore un signe précieux pour le diagnostic différentiel. Toutefois, il faut reconnaître que ces caractères ne sont pas tellement tranchés que l'on puisse dans tous les cas se flatter de faire un pareil diagnostic par un simple examen ophthalmoscopique ; il sera donc encore nécessaire de s'aider des autres symptômes fournis par le malade.

Un autre signe de l'atrophie papillaire, outre la

décoloration de la papille, ou la perte de transparence de celle-ci dans la dégénérescence grise, consiste dans *l'amincissement des vaisseaux centraux*. On sait que, normalement, il existe, suivant les individus et aussi suivant l'âge, des différences sensibles dans le calibre des vaisseaux de la rétine, en sorte que si l'on se contentait d'un simple examen en bloc de ces vaisseaux, on se trouverait souvent fort embarrassé pour décider s'il existe ou non une réduction de leur diamètre. Mais ce qui ne varie pas dans l'état physiologique, c'est le rapport entre le calibre d'une artère et celui de la veine qui lui correspond : nous avons déjà dit que dans ces conditions l'épaisseur de la veine doit à peine excéder celle de l'artère d'un tiers. L'amincissement des vaisseaux portant principalement, et dès le début, sur les artères, il sera de la plus grande importance, dans les cas douteux, de porter son attention sur l'épaisseur relative des artères et des veines. Lorsque le rapport entre le diamètre de l'artère et celui de la veine est inférieur à deux tiers, on est en droit d'affirmer qu'il y a au moins amincissement de l'artère.

La figure 11 représente un cas d'atrophie papillaire de cause cérébrale chez une femme n'ayant plus sur cet œil droit qu'une acuité visuelle $\frac{1}{10}$. On peut voir que si les veines semblent n'être que peu diminuées de calibre, les artères sont, sans aucun doute, for-

tement amincies, puisque certaines n'ont même pas
la moitié de l'épaisseur de la veine correspondante.

On peut dire que l'atropie papillaire s'accompagne
constamment à une certaine période d'un amincissement des vaisseaux, mais celui-ci n'atteint pas
toujours le même degré et ne se montre pas constamment avec la même promptitude. Spécialement
dans la dégénérescence grise, il est possible de ne
voir survenir que très-tardivement une réduction
quelque peu marquée dans le calibre des vaisseaux.
Ainsi dans la figure 10, qui se rapporte à un homme
ataxique n'ayant plus à gauche qu'une perception
quantitative de la lumière, on observera que les
vaisseaux rétiniens ne paraissent pas avoir subi un
amincissement notable. Chez de semblables malades,
il arrive parfois qu'il ne survient une diminution
marquée du calibre des artères qu'après qu'ils ont
été depuis longtemps frappés de cécité absolue.

Enfin, comme dernier symptôme ophthalmoscopique de l'atrophie des nerfs optiques, nous signale-
rons l'*affaissement de la papille.* Cette *excavation
atrophique*, comme on l'appelle, résulte de la disparition des fibres nerveuses et n'apparaît par conséquent qu'à une période assez avancée de l'atrophie.
Comme toute excavation pathologique, celle-ci porte
sur la totalité de l'étendue de la papille, c'est-à-dire
commence à la limite scléroticale. Elle est généralement assez peu accusée, et a pour effet de faire des-
cendre la papille quelque peu au-dessous du niveau

de la rétine voisine, la partie excavée prenant la
forme d'une cupule dont les bords rejoignent insensiblement la surface rétinienne. Dans la forme d'a-
trophie papillaire due à la dégénérescence grise,
cet affaissement du tissu nerveux peut longtemps
faire défaut et même n'apparaître que très-tardivement, le malade étant depuis longue date privé de
toute perception de la lumière. La raison en est que
la fibre nerveuse ne disparaît pas ici d'emblée, mais
subit des transformations telles que le volume de la
papille n'est tout d'abord pas modifié. Ce qui exerce
surtout sur l'évolution de l'affaissement du nerf une
influence prédominante, c'est le degré de tension
que présente l'œil, sans que les limites de la pression
physiologique soient dépassées. Dans le cas d'un œil
dur au toucher, une excavation se manifestera, alors
même qu'il s'agit sans aucun doute d'une dégénérescence grise, plus promptement que sur la papille
d'un œil mou affecté de simple atrophie.

L'excavation atrophique, généralement minime,
peut être étudiée de diverses façons. Il est bien entendu que l'examen doit porter ici sur la portion de
papille non excavée physiologiquement ; dans les cas
où il a préexisté une large excavation physiologique,
celle-ci s'étendant souvent d'une façon insensible
jusqu'au bord papillaire externe, il pourra ne sub-
sister qu'une étroite bandelette au côté interne sur
laquelle devra se tourner toute l'attention. On se
rendra compte d'un changement de niveau en exa-

minant de quelle façon se fait le passage des vaisseaux de la rétine sur la papille ; s'il existe un affaissement du tissu papillaire, on verra chaque vaisseau
décrire une légère courbure en descendant graduellement sur la papille (fig. 11). Il est vrai que les
vaisseaux centraux présentent normalement un trajet
plus ou moins sinueux et qu'une courbure d'un
vaisseau peut coïncider avec le bord papillaire ; mais
si tous les vaisseaux, sans exception, se comportent
d'une façon semblable, c'est-à-dire s'incurvent en
franchissant les limites de la papille, on sera en droit
de conclure à une excavation.

Le *déplacement parallactique* de l'image (voyez
p. 18), surtout si on l'étudie avec une loupe à long
foyer, n° 12 ou 10, pour le rendre plus manifeste,
viendra confirmer la présence d'un changement de
niveau par le mouvement ondulatoire que présenteront les vaisseaux, dénotant ainsi qu'il s'agit d'une
excavation à bords disposés en plan incliné, attendu
que le déplacement s'opère d'autant moins vite
qu'il s'agit de points situés sur un plan plus postérieur.

Enfin on pourrait encore, par un examen à l'image
droite, en relâchant complétement son accommodation, et en amenant derrière le trou du miroir le
verre convenable pour rendre l'image nette, rechercher comment se comportent au point de vue de la
réfraction deux points situés, l'un sur la rétine voisine, l'autre sur la papille ; on trouverait alors une

différence d'autant plus sensible dans les verres employés, que l'excavation serait plus accusée.

DE LA PAPILLITE.

Il s'agit dans la *papillite* d'une affection provoquée par le refoulement du liquide céphalo-rachidien entre les gaînes du nerf optique, phénomène accompagnant tout accroissement rapide de la pression intra-crânienne. La compression exercée par ce liquide, qui pénètre jusque dans la membrane criblée, ainsi que les troubles circulatoires consécutifs et l'action irritante exercée par ce liquide même, rendent compte des changements morbides qui apparaissent du côté de la papille.

La papillite peut se montrer à des degrés très-variables, suivant la période à laquelle on l'observe ou l'intensité que revêt cette affection. Le premier phénomène qui apparaît résulte de la *gêne* apportée au cours du sang dans les vaisseaux centraux. Par suite de la compression que subissent ceux-ci, le sang ne pénètre qu'avec peine dans l'œil, et surtout n'en sort plus qu'avec une extrême difficulté. En sorte qu'en même temps que les artères tendent à diminuer de calibre, les veines se montrent aussitôt gorgées de sang. Le rapport normal entre l'épaisseur des artères et des veines est donc rompu au profit du système veineux.

Si la compression exercée sur les vaisseaux est
considérable, il est possible que le sang n'arrive plus
dans les artères qu'au moment de la systole ventriculaire, et qu'il se manifeste un pouls artériel, carac-
térisé par la disparition et la réapparition successive
des artères dans une étendue correspondante à peu
près à la papille.

Un fait constant, c'est qu'à mesure qu'un vaisseau
reçoit une moindre quantité de sang, il tend à
prendre un trajet rectiligne ; par contre, si ce vaisseau est rempli d'une façon exagérée, il décrit bientôt des sinuosités de plus en plus nombreuses. Aussi
dans le cas où la circulation est très-entravée, verra-
t-on les artères amincies suivre un chemin presque
direct, tandis que les veines, au contraire, se montreront *très-sinueuses* (fig. 12 et 13).

En même temps que les veines affectent une dilatation et des flexuosités plus ou moins accusées, on
observe qu'elles réfléchissent vivement la lumière.
On sait que normalement la double ligne rouge et
l'espace plus clair intermédiaire sont plus marquées
sur les artères que sur les veines, celles-ci étant physiologiquement moins arrondies que les premières ;
dans la papillite, c'est le phénomène inverse qui se
présente, la colonne sanguine qui parcourt la veine
forme un cylindre qui *miroite* sous la lumière réfléchie par l'ophthalmoscope et suivant l'incidence des
rayons, de manière qu'à côté d'un point très-rouge
se trouve une partie où la veine n'est plus indiquée

que par deux lignes, l'intervalle étant occupé par
un reflet presque blanc (voyez fig. 13 et surtout
fig. 12). Par contre, même lorsque la transparence
de la papille n'a pas encore notablement souffert,
on observe que les artères se montrent plus pâles
que de coutume et offrent une coloration assez uniforme, ce qui tient au défaut de réplétion de ces
vaisseaux.

Par suite de l'imbibition par le liquide cérébro-
spinal stagnant et aussi consécutivement au trouble
circulatoire que nous venons d'indiquer, il arrive bientôt qu'une légère *transsudation séreuse* se fait dans
la papille et dans son voisinage, particulièrement le
long des grosses veines, de manière à altérer la transparence de la papille et de la rétine voisine. La conséquence immédiate de cette suffusion, c'est que les
limites de la papille cessent d'être vues distinctement surtout au côté nasal où les fibres nerveuses
sont plus abondantes, ou même qu'elles disparaissent
complétement, ces limites étant normalement perçues
grâce à la transparence de la rétine qui les recouvre.

Quant à la papille même, outre que sa transparence est atteinte par l'œdème qui l'a envahie,
il arrive encore que les veinules qui la parcourent
subissent une dilatation analogue aux grosses
veines, en sorte qu'elle prend, par suite de cet état
télangiectasique, une teinte *gris-rougeâtre* sur
laquelle tranchent les fibres nerveuses les plus su-
perficielles de façon à lui donner un aspect strié

plus ou moins accusé, ces stries affectant une disposition rayonnée comme les fibres elles-mêmes.

Les symptômes que nous venons de signaler ne prennent pas un développement quelque peu important, sans que le véritable signe caractéristique de la papillite ne devienne lui-même très-manifeste, je veux parler du *gonflement* de la papille. Bien que la turgescence des veines et la transsudation séreuse qui l'accompagne, contribuent à accroître le volume de la papille, le gonflement est surtout occasionné par le refoulement du côté de la cavité de l'œil que subit l'extrémité oculaire du nerf optique par suite de l'accumulation de liquide dans la lame criblée et l'espace périchoroïdien. La papille subit ainsi en arrière et latéralement une compression qui a pour effet de la chasser dans l'œil, de telle façon qu'elle proémine parfois du côté de l'humeur vitrée de manière à représenter une sorte de champignon.

C'est principalement lorsque l'affection se limite aux symptômes que nous venons de décrire, en se circonscrivant presque uniquement au tissu de la papille, que l'on voit celle-ci acquérir son maximum de développement, attendu que dans ces conditions, où il n'existe que ce qu'on désigne sous le nom de *papillite*, en l'absence de phénomènes inflammatoires bien accusés, la rétine voisine participe à peine au gonflement; en sorte que la proéminence formée par la papille tranche nettement sur le voisinage dont le niveau n'a pas sensiblement changé.

Le gonflement qui accompagne la papillite pourra surtout être étudié par un examen à l'*image droite*. Dans ce mode d'exploration, on constatera immédiatement avec quelle facilité on obtient une image nette du sommet de la papille, sans être obligé, comme dans le cas d'un œil emmétrope, de relâcher préalablement son accommodation. Si le gonflement est très-marqué, la papille apparaîtra petite, mais extrêmement précise, comme si on avait affaire à un œil fortement hypermétrope, les conditions étant d'ailleurs les mêmes, puisque la papille s'est rapprochée du segment antérieur de l'œil.

Si, renonçant à faire usage de son accommodation, on s'adapte pour la partie que l'on explore en plaçant un verre approprié derrière le miroir, et que de cette façon on étudie successivement le sommet de la papille et un point de la rétine situé au voisinage, on pourra ainsi se rendre compte de la différence de réfraction des parties explorées et par suite apprécier la saillie formée par la papille. Au moyen d'un calcul très-simple, cette saillie peut même être assez exactement chiffrée, ainsi que nous l'indiquerons plus loin à l'occasion de la mensuration de l'excavation glaucomateuse qui se détermine d'une façon analogue.

Un examen à l'*image renversée* permettra, en utilisant le déplacement parallactique (voyez p. 18), de contrôler ce que le précédent mode d'exploration aura déjà révélé. Par un mouvement de va-etvient imprimé à la loupe, on verra que la saillie formée par la papille se déplacera relativement au reste de l'image d'autant plus vite que la proéminence papillaire sera plus accusée. Cette façon de procéder sera surtout précieuse pour se rendre compte de la façon dont les bords de la papille soulevée rentrent dans le niveau de la rétine voisine. Si ces bords sont abruptes, comme dans la papillite type, le déplacement de la papille et celui plus lent du reste du fond de l'œil s'effectuent sans transition ; mais lorsque la saillie papillaire présente une paroi qui atteint graduellement les parties voisines, il se produit sur le bord de la papille un mouvement d'ondulation caractéristique.

Si à cette période de développement le mal s'arrête, l'étranglement de la papille cessant, celle-ci rentrera progressivement dans son niveau et pourra recouvrer une apparence tout à fait physiologique ; mais souvent on verra succéder à la papillite une atrophie papillaire qui, après disparition du gonflement et du trouble concomitant, ne se distinguera en rien d'une atrophie simple.

DE LA PAPILLO-RÉTINITE.

Lorsque les symptômes sus-mentionnés persistent un certain temps, ou que les phénomènes de compression et d'ischémie s'accusent davantage, on voit apparaître de véritables produits d'inflammation qui ne restent pas circonscrits à la papille, mais qui atteignent la rétine voisine, de telle façon que la papillite devient une *papillo-rétinite* (fig. 12).

Une première conséquence de la persistance de l'engorgement des veines, ou d'un excès de gêne apporté au retour du sang, consiste dans l'apparition de petites *hémorrhagies*, que l'on peut aussi observer, mais bien moins fréquemment, dans la simple papillite.

Ces hémorrhagies (fig. 12) se montrent sur la papille ou dans son proche voisinage. Elles sont toujours peu abondantes et restent localisées, pour ce qui regarde la rétine, dans la couche des fibres nerveuses où les vaisseaux les ont laissé échapper par diapédèse. Comme les fibres qui les recèlent, elles offrent une disposition striée, à direction rayonnée par rapport au centre de la papille. On les rencontre surtout au voisinage des grosses veines, présentant une forme allongée avec extrémités effilées; la bandelette rouge qu'elles constituent étant couchée parallèlement à la direction de la veine qui l'avoisine.

Les fibres nerveuses, dans leur parcours sur la papille et dans une petite étendue de leur trajet sur la rétine, se gonflent en chapelet et perdent leur transparence, en subissant la dégénérescence dite *gangliforme,* pour donner lieu à des plaques blanches striées, légèrement saillantes, occupant à la fois la papille et la rétine voisine. Ces plaques, qui rappellent l'anomalie congénitale constituée par les

fibres nerveuses à deux contours, mais qui s'en distinguent par les signes que nous avons indiqués
page 78, peuvent être reconnues au milieu du trouble
épais qui enveloppe la papille dans la figure 12. Les
groupes de fibres nerveuses dégénérées affectent
avec les vaisseaux rétiniens les mêmes rapports que
les plaques de fibres à deux contours, ces vaisseaux
pouvant se trouver en avant des fibres opaques ou
être cachés par elles. Sur la figure 12, les fibres
atteintes de dégénérescence gangliforme, qui se
montrent surtout dans la moitié interne de la papille, recouvrent les artères très-amincies, tandis
que les veines, gorgées de sang, proéminent au-devant; ces fibres, perpendiculaires au bord de la papille, se trouvent réunies en petites plaques qui
alternent ou se mélangent avec des hémorrhagies
offrant une direction semblable.

L'inflammation se portant sur le tissu cellulaire
de la rétine, nous voyons des produits inflammatoires apparaître là où ce tissu cellulaire s'accuse
davantage. Particulièrement dans la *couche granuleuse externe,* se montrent de petits foyers constitués
par l'hypergenèse des éléments cellulaires, se révélant sous forme de taches blanches, arrondies, réunies par groupes. La figure 12 montre une réunion
de semblables taches en dedans et en dehors de la
papille. Les vaisseaux rétiniens occupant un plan
plus antérieur, il en résulte qu'ils passent au-devant
de ces taches et ne sont jamais recouverts par elles.

Sur la figure 12, on voit au côté externe de la papille, une veine qui recouvre manifestement le groupe
de petites taches blanches qui existe en ce point;
au côté interne, l'artère très-pâle, effacée au milieu
du trouble qui enveloppe la papille, ne peut être
suivie dans l'endroit occupé par les taches, mais la
veine voisine n'est recouverte par aucune de ces
mêmes taches.

Le tissu cellulaire qui forme la *membrane adventice* des vaisseaux entre aussi en prolifération, et on
constate alors l'apparition d'une double ligne blanche
(*périvasculite*) qui vient se juxtaposer aux deux
lignes rouges qui limitent le vaisseau affecté. Au
milieu des nombreuses altérations groupées sur la
papille et dans son proche voisinage, il n'est pas
toujours possible de discerner la périvasculite. Mais
lorsque la papillo-rétinite entre dans une phase régressive, la traînée blanchâtre qui accompagne le
vaisseau atteint de périvasculite s'accuse souvent au
contraire avec beaucoup de netteté. Sur la figure 13
représentant une papillo-rétinite déjà dans une période régressive, on peut voir que la plupart des
artères très-amincies sont suivies latéralement, dans
une étendue d'un diamètre papillaire, d'une ligne
blanche, indice de l'inflammation par laquelle a passé
l'adventice de ces vaisseaux.

Dans la papillo-rétinite, toutes les lésions que nous
venons de passer en revue ne se propagent guère
sur la rétine dans une étendue qui excède un ou

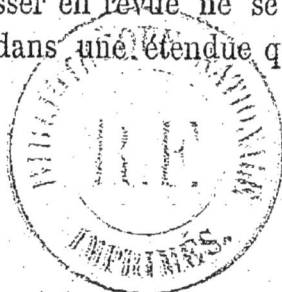

6

deux diamètres papillaires. Elles se concentrent autour de la papille, en déterminant un gonflement
plus ou moins considérable de la rétine voisine, de
manière que celle-ci atteint par une pente graduelle
le niveau de la saillie formée par le gonflement de
la papille. C'est ce dont on peut s'assurer par un
examen à l'image renversée en étudiant le déplacement parallactique. Comme nous l'avons déjà indiqué page 94, le déplacement étant d'autant moins
rapide qu'il s'agit de points qui tendent davantage
à se rapprocher du plan de la rétine non soulevée,
on constatera un mouvement ondulatoire de l'image
d'autant plus large que le soulèvement se présentera
avec une pente plus douce.

Si dans un examen à l'image droite, pratiqué à
l'aide de verres correcteurs, on voulait se rendre
compte de la saillie de la papille, il faudrait comparer le résultat fourni par l'étude de la proéminence
papillaire avec un point de la rétine suffisamment
éloigné pour qu'on soit assuré qu'il s'agit d'une région où le niveau n'a pas été altéré.

On se convaincra ainsi que le soulèvement atteint
son maximum sur la moitié interne de la papille, du
côté nasal où se portent la masse des fibres nerveuses
et où la simple inspection avait d'ailleurs déjà montré
que se groupaient particulièrement les diverses lésions qui caractérisent la papillo-rétinite.

Nous venons de dire que les altérations de la papillo-rétinite se localisent sur la papille et au proche

voisinage de celle-ci, toutefois il arrive dans un certain nombre de cas qu'une lésion toute particulière éclate dans la région même de la macula. Elle résulte encore de l'inflammation, suivie de sclérose, du tissu cellulaire de la rétine, qui, là, se jette sur les fibres radiées ou de Muller, pour donner lieu à l'apparition d'une *étoile*, dont les branches, blanches, brillantes, se portent en rayonnant tout autour de la macula, de façon à rendre manifeste la disposition anatomique des fibres radiées ou de support de la rétine. Cette étoile se rencontre d'une manière beaucoup plus constante dans la rétinite de Bright; les figures 21 et 22 qui se rapportent à deux cas de rétinite brightique en offrent des exemples remarquables.

La papillo-rétinite bien caractérisée disparaît rarement sans laisser des traces durables de l'inflammation qui l'a accompagnée. Après avoir persisté un temps variable, on voit les diverses lésions qui caractérisent la papillo-rétinite tendre à s'effacer graduellement. Les hémorrhagies se résorbent et de nouvelles extravasations sanguines cessent de se produire. Les plaques de dégénérescence gangliforme et les taches inflammatoires de la couche granuleuse externe se fondent en un trouble diffus enveloppant la papille, et s'accusant surtout à son côté nasal, comme le montre la figure 13, représentant une *papillo-rétinite régressive*. En même temps la saillie papillaire s'affaisse graduellement en perdant son

aspect gris-rougeâtre pour prendre une teinte blanc-
grisâtre sale. A cette période, où l'engorgement des
veines commence à être moindre, la périvasculite
qui a atteint particulièrement les artères, s'accuse
souvent, grâce à l'éclaircissement des parties voisines, avec une remarquable netteté (fig. 13).

Il arrive parfois aussi que les petites taches blanches
exsudatives de la rétine, passant par la dégénérescence graisseuse, revêtent, par suite de dépôts de
cristaux de cholestérine, une coloration d'un blanc
éclatant qui peut persister un certain temps. Il en
est de même pour l'étoile de la macula qui devient
ainsi remarquablement brillante.

A une phase plus avancée, les caractères de l'atrophie papillaire deviennent de plus en plus manifestes,
en même temps que les vestiges d'inflammation s'ef-
facent davantage, et il peut devenir nécessaire d'é-
tudier l'image ophthalmoscopique avec soin pour
distinguer cette forme d'*atrophie consécutive à la
papillo-rétinite* d'une atrophie primitive de la papille.
Toutefois, il est en général possible d'établir ce diagnostic différentiel en se fondant sur les signes que
nous indiquerons maintenant.

La papille, plus ou moins décolorée, tout en étant
rentrée dans son niveau, ou même ayant subi un
affaissement atrophique, ne recouvre pas en général
sa transparence, surtout si l'atrophie a atteint un
degré avancé.

La papille atrophiée offre une teinte blanc-grisâtre

ou gris-bleuâtre *opaque*, de manière que les vaisseaux ne peuvent être suivis dans l'épaisseur du
tissu papillaire, mais disparaissent brusquement au
moment où ils pénètrent dans la papille.

La rétine voisine de la papille ne reprend guère
sa transparence normale, surtout au côté interne de
la papille, et masque à un degré variable les limites
papillaires. Dans certains cas une zone de rétine
opaque, de même aspect que la papille atrophiée,
vient s'adjoindre à celle-ci pour lui donner une dimension apparente qui excède sensiblement le diamètre ordinaire de la papille. D'autres fois les limites
choroïdienne et scléroticale se montrent très-précises du côté temporal et sont seulement voilées dans
le point opposé. Là une déperdition de la couche
pigmentaire de la rétine laisse à nu une bandelette
frangée de tissu choroïdien.

Quant aux vaisseaux, on observe que les veines
conservent souvent un état de tortuosité résultant
de l'engorgement auquel elles ont été antérieurement
soumis, tandis que les artères très-amincies suivent
un trajet plus ou moins rectiligne qui contraste avec
les sinuosités veineuses. En outre on peut voir que
dans leur parcours sur la papille, et à une petite
distance de celle-ci sur la rétine, les artères sont
accompagnées d'une double ligne blanche plus ou
moins manifeste, indice de l'inflammation par laquelle ont passé leurs parois ; mais il est souvent
nécessaire pour constater nettement ce vestige de

périvasculite de recourir à un fort grossissement tel
que le fournit un examen à l'image droite.

DE LA NÉVRITE OPTIQUE.

Dans la *névrite*, autrefois désignée sous le nom
de *névrite retro-bulbaire*, (pour laquelle nous proposons le nom plus exact de *névrite-intaorbitraire*)
nous n'avons plus, comme dans la papillite ou la
papillo-rétinite, directement le foyer de l'inflammation sous les yeux, mais nous assistons seulement au
retentissement ou à la propagation sur la papille
d'une inflammation plus ou moins éloignée de celle-
ci ; aussi n'aurons-nous qu'une image plus ou moins
effacée de l'affection précédemment décrite, et qui
variera suivant que l'inflammation se sera plus particulièrement localisée dans la neuroglie, ou sur la
gaîne piale, ou qu'elle aura atteint à la fois les deux
gaînes, piale et durale, ainsi que le tissu cellulaire
intermédiaire formé par le prolongement de l'ara-
chnoïde, c'est-à-dire suivant que l'on aura affaire à
une *névrite interstitielle*, ou à une *périnévrite*, ou
enfin à une *vaginite*.

S'agit-il d'une *névrite interstitielle ?* Si l'on est en
présence d'une forme pure, les symptômes d'une
gêne circulatoire feront complétement défaut, et l'on
constatera le résultat final d'une inflammation dont
les signes ont échappé à l'examen ophthalmoscopique. Ici l'atrophie survient d'emblée et se présente

sous un aspect qui ne diffère pas sensiblement de la *dégénérescence grise :* la papille se décolore et perd sa transparence en prenant une teinte gris-bleuâtre. En même temps que l'atrophie s'accuse, on voit les vaisseaux, et particulièrement les artères, diminuer de calibre.

Dans la *périnévrite*, la prolifération considérable dont la gaîne interne est le point de départ, exerce sur les vaisseaux centraux une compression qui se traduit par un certain état de réplétion des veines. En outre une suffusion plus ou moins accusée vient faire perdre à la rétine sa transparence à un degré variable, de manière que les limites de la papille ne sont plus perçues qu'à travers un voile qui leur enlève leur netteté habituelle. Cette suffusion rétinienne se propage particulièrement le long des gros vaisseaux et reste toutefois circonscrite au voisinage de la papille.

Cependant dans la *névrite descendante*, où l'inflammation partie des méninges se propage surtout le long de la gaîne piale de façon à faire prédominer la périnévrite, on observe que le trouble rétinien s'étend sensiblement plus loin en suivant les veines.

La périnévrite ne détermine guère d'augmentation appréciable du volume de la papille, mais on constate que la prolifération qui occupe la gaîne interne offre une tendance marquée à cheminer le long des vaisseaux, aussi la *périvasculite* est-elle l'accompagnement ordinaire de cette forme de névrite, et voit-on

spécialement les artères être suivies, à leur émergence de la papille, d'une double ligne blanchâtre qui
se continue dans une étendue variable de la rétine.

La *vaginite* détermine une production parfois très-
abondante de liquide, et alors les symptômes de compression prennent une plus grande intensité. Pendant
que les veines se montrent engorgées, les artères subissent un amincissement très-accusé. La transsudation rétinienne plus abondante forme un voile épais
au-devant des limites papillaires, particulièrement
du côté nasal. Enfin la papille même offre un léger
soulèvement.

En résumé, la névrite se présente à l'ophthalmoscope sous un tout autre aspect que la papillite et la
papillo-rétinite. On n'observe pas ce développement
souvent énorme de la papille qui caractérise la papillite, les plaques de dégénérescence de la papillo-
rétinite font toujours défaut, ainsi que les lésions
éloignées qui se montrent parfois sur la macula ;
enfin il est même très-exceptionnel que quelques
petites hémorrhagies apparaissent sur la papille.

Les atrophies papillaires qui succèdent à la névrite
ne se différencient souvent en rien, à l'examen ophthalmoscopique, d'atrophies qui se seraient développées primitivement. Ce n'est que dans le cas où l'on
peut observer la papille peu de temps après la période
floride qu'il est encore possible de reconnaître quelques vestiges du trouble rétinien péri-papillaire
permettant de remonter à la source du mal. Toute-

fois, lorsque la périvasculite s'est montrée quelque peu accusée, il est longtemps possible d'en retrouver la trace. Enfin notons que dans quelques formes de névrite et surtout quand la vaginite a prédominé, il persiste un amincissement des artères que l'on ne trouve guère à un semblable degré dans une atrophie simple ; en outre, une ou plusieurs branches présentent d'une façon permanente des traces de périvasculite.

DE L'EXCAVATION GLAUCOMATEUSE DE LA PAPILLE.

Avant de quitter les affections du nerf optique susceptibles d'être observées avec l'ophthalmoscope, nous nous occuperons des changements morbides opérés sur la papille par l'accroissement de la tension intra-oculaire qui caractérise le glaucome. Le refoulement du tissu papillaire qui en est la conséquence, acquiert surtout un développement considérable dans les formes de glaucome chronique simple, qui sont d'ailleurs celles qui se prêtent le mieux à un examen ophthalmoscopique. Lorsque le glaucome revêt un caractère irritatif, l'exploration à l'ophthalmoscope se trouve plus ou moins entravée par suite du trouble de la cornée qui en résulte, et un examen de la papille ne peut être pratiqué avec une parfaite précision que dans l'intervalle des crises, à moins que celles-ci n'offrent qu'une faible intensité.

Dans le glaucome, le symptôme ophthalmoscopique

caractéristique consiste dans l'*excavation de la papille*. Le tissu qui constitue la papille offrant une résistance sensiblement égale sur toute l'étendue de sa surface, on conçoit que la pression qui est partout la même, doit déterminer un refoulement uniforme sur tous les points de la section nerveuse. Ainsi, non-seulement l'excavation glaucomateuse porte sur la totalité de la surface papillaire, mais encore celle-ci est transportée en arrière d'une quantité qui est à peu près la même pour les bords et pour les parties plus centrales de la papille.

Ces caractères suffisent pour différencier le refoulement papillaire consécutif au glaucome des excavations *physiologiques* ou *atrophiques* de la papille. Une excavation physiologique ne peut jamais en effet porter sur la totalité de l'étendue de la papille, et d'autre part un affaissement atrophique par disparition du tissu papillaire, bien qu'il puisse être favorisé par une plus grande tension de l'œil, ne dépassant pas toutefois la normale, présente toujours un fond dont les bords se relient insensiblement à la rétine voisine. En résumé, on peut dire qu'il n'y a que l'excavation glaucomateuse qui présente des bords taillés à pic coïncidant avec toute la limite sclérotical.

Il est bien entendu que quand nous parlons d'excavation pathologique, nous n'avons uniquement en vue que la partie de la papille qui, dans le cas où il préexiste une excavation physiologique, se trouve

dans le niveau de la rétine. Ce n'est absolument que
sur cette portion du tissu papillaire que doit porter
l'exploration, et comme elle peut parfois se trouver
très-étroite, on comprend que le diagnostic est susceptible de présenter des difficultés, surtout s'il s'agit
de différencier une excavation glaucomateuse d'une
atrophie qui, dans un cas de très-large enfoncement
physiologique et sous l'influence d'une tension intra-
oculaire accusée quoiqu'encore physiologique, aurait
déprimé l'étroit anneau ou le minime croissant de
tissu papillaire occupant primitivement le même
plan que la rétine voisine. Dans le doute, il faut de
toute nécessité recourir à un examen fonctionnel
minutieux.

Comment reconnaît-on à l'ophthalmoscope la
forme d'excavation propre au glaucome? On a tout
d'abord pour se guider la façon dont se comportent
les vaisseaux en descendant de la surface rétinienne
sur le plan occupé par le fond de l'excavation. Lorsque
l'enfoncement de la papille est très-accusé, et celui-
ci peut prendre des proportions relativement considérables, car la lame criblée n'est pas un obstacle
au refoulement, attendu qu'elle se laisse à son tour
déprimer, de telle façon que le fond de l'excavation
peut être porté au delà d'un plan qui correspondrait
à la surface interne de la sclérotique, dans le cas,
dis-je, où la dépression papillaire est très-marquée,
le diagnostic ne présente guère de difficultés. Déjà,
même dans un examen à l'image renversée, où des

différences assez notables de niveau ne s'opposent cependant pas à ce que l'image présente dans tous ses points une suffisante netteté, on peut constater qu'il est impossible, vu l'énorme dépression de la papille, d'obtenir à la fois une image passablement nette de la rétine et du fond de l'excavation. Lorsqu'on s'adapte pour le bord de la papille, les vaisseaux qui cheminent au fond de l'excavation se présentent avec un voile plus ou moins marqué (fig. 14).

D'un autre côté, on constate que les vaisseaux rétiniens, en arrivant à la limite scléroticale qui forme le bord de l'excavation, s'interrompent brusquement comme s'ils se trouvaient coupés en ce point. C'est qu'en effet, dans le cas d'excavation très-accusée, ces vaisseaux ne peuvent plus être perçus qu'au moment où ils atteignent le fond de la dépression, attendu que les parois de l'excavation ont elles-mêmes subi un refoulement latéral sous lequel se cachent les vaisseaux dans leur trajet d'avant en arrière (fig. 14).

Lorsqu'on a affaire à une excavation glaucomateuse moins profonde, il est possible d'avoir en même temps une image à peu près nette du fond de l'œil et de la papille déprimée (fig. 16), mais on observe encore une interruption des vaisseaux sur le bord sclérotical. Il suffit en effet que les vaisseaux, en gagnant le fond de l'excavation, suivent un chemin quelque peu oblique pour que les deux segments d'un même vaisseau, considérés sur le bord et sur

le fond de la dépression, ne se trouvent pas en prolongement, et donnent l'impression de vaisseaux
différents s'arrêtant au bord de la pupille (fig. 16).

Si l'excavation est très-minime, on verra à la fois,
avec une netteté sensiblement égale, la pupille et le
reste du fond de l'œil, et les vaisseaux ne présenteront pas en général d'interruption dans leur parcours
en passant de la rétine sur la pupille (fig. 15). Toutefois, le changement de niveau sera néanmoins dé-
voilé, par le renforcement de coloration que présenteront tous les vaisseaux sur la limite scléroticale,
disposition qui se rencontre d'ailleurs également
dans les cas d'excavation plus profonde. Cette tache
d'un rouge plus foncé que présentent les vaisseaux
sur le bord de l'excavation est due à ce que, en ce
point, ils doivent nécessairement, quelque faible que
soit le changement de niveau, suivre une direction
antéro-postérieure, de telle manière que la colonne
sanguine est vue suivant une plus grande épaisseur
et donne lieu à une coloration rouge plus accusée.

On conçoit qu'il n'y a qu'une excavation à parois
disposées à angle droit qui puisse déterminer un
pareil phénomène, aussi un semblable aspect des
vaisseaux ne se présente-t-il pas dans les affaisse-
ments atrophiques de la pupille. Indépendamment de
ce caractère, il arrivera encore assez souvent que certains vaisseaux, en montant dans le plan de la rétine,
présenteront brusquement un léger changement de
direction qui se traduira par un angle significatif.

7

Sur la figure 15, qui se rapporte à un cas de glaucome hémorrhagique, où une petite collection de sang se montre sur le segment externe de la pupille, enfermée dans la légère dépression formée par celle-ci, on peut voir nettement que tous les vaisseaux offrent une petite tache plus foncée sur le bord pupillaire. On constatera d'ailleurs aussi que les deux veines et les deux artères directement dirigées en bas ne présentent pas, en franchissant le bord pupillaire, une continuité absolue. En outre l'artère et la veine qui se portent en bas et en dedans font sur le bord de l'excavation un angle très-appréciable.

Après avoir constaté, dans un examen à l'image renversée, ces divers caractères relatifs à la marche des vaisseaux, on pourra immédiatement, par quelques mouvements de latéralité imprimés à la loupe, tirer du *déplacement parallactique* de l'image (voy. p. 18) d'importants renseignements pour le diagnostic de l'excavation glaucomateuse. La pupille excavée, occupant un plan postérieur au reste du fond de l'œil, exécutera toujours un déplacement moindre que le restant de l'image, quelle que soit d'ailleurs la réfraction de l'œil observé. Toutefois si l'excavation est minime, il pourra être nécessaire, pour rendre la différence du déplacement parallactique plus marquée, de faire usage d'une loupe à long foyer, d'un n° 12 ou même 10, par exemple.

Le niveau occupé par la pupille étant sensiblement le même pour les bords et pour des points plus cen-

traux, toute l'excavation pupillaire (non comprise la
dépression physiologique qui peut exister) exécutera
un déplacement égal, et comme dans le cas d'un œil
emmétrope, ou qui se rapproche de cette conformation, l'image du fond de l'œil suit exactement, ou à
peu près, la loupe dans son déplacement, il en résultera que la partie excavée, qui retarde sur ce
mouvement ou même qui reste presqu'immobile si
l'excavation est très-profonde, semblera se déplacer
en sens inverse de la loupe. Ici, contrairement à ce
qui arrive pour l'excavation atrophique, il n'y aura
pas de mouvement d'ondulation sur les bords de la
pupille, ce sera un transport en totalité que l'on observera.

Un examen minutieux pratiqué à l'*image droite*
donnera encore des notions plus précises sur la profondeur d'une excavation glaucomateuse, car il deviendra alors possible d'indiquer par un chiffre à
quelle distance se trouve la pupille excavée de la
rétine voisine. Pour cela, il sera nécessaire de rechercher soigneusement comment se comportent l'excavation et ses bords au point de vue de la réfraction,
en relâchant complétement son accommodation et
en s'adaptant pour ces divers points à l'aide de verres
appropriés, concaves ou convexes suivant les besoins
(voyez pp. 9 et 11).

Une différence de réfraction, si minime qu'elle
soit, démontrera un changement de niveau, la pupille excavée se comportant toujours comme si elle

appartenait à un œil à axe antéro-postérieur plus
long, c'est-à-dire plus réfringent. Ainsi en admettant qu'il s'agisse d'un œil emmétrope, la présence
d'une excavation de la pupille donnera toujours à
celle-ci une réfraction myopique, d'autant plus accusée que le plan de la pupille aura davantage été reculé.
De cette façon on pourra trouver sur cet œil emmétrope que la pupille excavée présente une myopie de
deux, trois ou d'un plus grand nombre de dioptries.

Ce résultat acquis, il sera toujours facile d'en conclure à quelle distance se trouve en arrière de la
surface rétinienne l'excavation pupillaire, en se souvenant que pour une augmentation de réfringence
équivalente à trois dioptries, l'axe antéro-postérieur
de l'œil subit une élongation que l'on peut représenter environ, ainsi que le démontre le calcul, par
un millimètre. Quelques exemples achèveront de nous
faire comprendre.

Supposons un œil emmétrope. Si pour voir nettement à l'image droite la pupille excavée il est nécessaire de faire usage d'un verre concave n° 3, c'est-
à-dire si (l'observateur étant lui-même emmétrope)
la pupille se comporte comme un œil myope de
trois dioptries, la profondeur de l'excavation sera sensiblement égale à un millimètre. Dans le cas où on
trouverait pour la pupille une myopie 6, l'excavation serait de deux millimètres, ce qui représenterait
un degré de refoulement du nerf que l'on n'a qu'exceptionnellement occasion d'observer.

Admettons un œil hypermétrope de 1^d,5 dont la pupille excavée se montre emmétrope, ici l'excavation sera de 0^{mm},5. Mais si pour une semblable hypermétropie, la pupille off.e une myopie de trois dioptries, l'excavation pupillaire mesurera 1^{mm},5.

On conçoit que le même calcul, soit dit en passant, serait applicable pour déterminer, dans un cas de pupillite, la saillie formée par la pupille (voy. p.93). Car si, sur un œil emmétrope, par exemple, on trouvait pour le sommet de la pupille une hypermétropie de six dioptries, on serait en droit de conclure que la saillie pupillaire équivaut à deux millimètres.

Mais revenons à l'étude ophthalmoscopique de l'excavation glaucomateuse. A part le changement de niveau que subissent, en atte'gnant la pupille, les vaisseaux, ceux-ci peuvent eux-mêmes présenter quelques modifications dans le glaucome. Par suite de l'accroissement de la tension intra-oculaire, une certaine gêne est apportée au cours du sang dans les vaisseaux centraux. Les veines montrent un état de *réplétion* qui s'accuse surtout dans les cas où la tension s'accroît brusquement, c'est-à-dire dans les formes de glaucome irritatif ; tandis que dans le. glaucome chronique simple, l'augmentation de calibre des veines peut être très-minime. Dans ces dernières conditions, il est aussi possible qu'il n'existe guère de changement appréciable du côté des artères, mais si l'accroissement de la pression intra-oculaire devient plus marquée et a une tendance à se montrer par accès, en donnant au glaucome un caractère irritatif, on voit survenir le *pouls artériel.*

Ce phénomène se traduit par une disparition rhythmique des branches de l'artère centrale à partir de son émergence jusqu'à une distance qui n'excède guère l'étendue de la pupille, ces vaisseaux réapparaissant brusquement au moment de la systole ventriculaire, autrement dire avec le pouls. Cette pulsation résulte de l'obstacle apporté à la pénétration du sang dans l'œil par suite de l'excès de tension, qui ne se trouve vaincue que lorsque l'ondée sanguine est chassée par la contraction cardiaque. Dans les intervalles où le sang n'arrive plus dans l'œil, les artères, sur un trajet équivalent à la pupille, cessent complétement, vu la transparence de leurs parois, d'être perçues, puis les vaisseaux, avec leur aspect normal, se montrent tout à coup, de telle manière que la pulsation artérielle se révèle par une sorte de sautillement des artères au voisinage de leur naissance.

Malgré la fréquence du glaucome, on n'a pas encore très-souvent occasion de voir nettement le pouls artériel, car les conditions qui favorisent son développement sont aussi celles qui tendent à s'opposer à l'exploration du fond de l'œil. Lorsqu'en effet la tension intra-oculaire s'accroît au point de ne plus laisser pénétrer le sang dans l'œil que par saccades,

il arrive le plus souvent que le défaut de transparence de la cornée (dont la couche épithéliale s'éli-
mine d'une manière irrégulière) ne permet plus un
examen ophthalmoscopique quelque peu distinct.
Quoi qu'il en soit, dans tous les cas de glaucome parfaitement chronique, on constatera qu'une légère
pression surajoutée à celle qui existe déjà dans l'œil
suffira pour provoquer une pulsation artérielle qui
se révélera alors avec une netteté parfaite. Ainsi, en
appliquant un doigt de la main qui tient la loupe sur
la paupière supérieure, de façon à appuyer faiblement sur le globe oculaire, on verra immédiatement apparaître le sautillement caractéristique des
artères.

Nous avons déjà indiqué (page 55) les circonstances qui favorisent, dans des conditions d'ailleurs
physiologiques, l'apparition du *pouls veineux*, et
nous avons en même temps donné l'explication de ce
phénomène. Il est évident que dans les cas où il
existe un accroissement de la tension de l'œil, la pulsation veineuse devra à plus forte raison se montrer
aisément, aussi existera-t-elle fréquemment dans le
glaucome.

On sait que normalement les vaisseaux centraux
en se ramifiant recouvrent principalement la moitié
interne de la pupille; lorsque celle-ci est repoussée
par l'excès de tension, le refoulement s'opérant non-
seulement d'avant en arrière, mais encore latéralement, il arrive nécessairement que dans les hauts

degrés d'excavation glaucomateuse, les vaisseaux se trouvent rejetés au côté *interne* de la pupille. C'est ce que l'on peut voir sur la figure 14 où il s'agissait d'un cas d'excavation profonde.

Outre le refoulement que subit la pupille, il s'opère encore sur celle-ci des modifications qui méritent d'être signalées. Lorsqu'il s'agit d'un glaucome chronique simple véritable, la dépression pupillaire se faisant d'une façon graduelle et lente, la dépression peut toutefois atteindre un assez haut degré, sans qu'il apparaisse aucune altération sensible dans la texture même de la pupille, ce que vient démontrer d'ailleurs aussi, soit dit en passant, la conservation parfaite de la fonction, mais l'excavation glaucomateuse prenant de plus grandes proportions et le refoulement portant entrave à la circulation, on voit bientôt apparaître les signes d'une *atrophie* de la pupille se traduisant par la décoloration croissante du tissu pupillaire.

La pupille en pâlissant prend aussi une légère teinte bleuâtre, qui est due à ce que le tissu nerveux refoulé et raréfié ne recouvre plus que d'une faible épaisseur la lame criblée qui tend à communiquer à la pupille sa propre couleur. Bientôt même le nerf montre un reflet tendineux, presque nacré, et le dessin de la lame criblée de plus en plus dénudée devient visible dans une grande étendue, d'abord du côté externe (fig. 16), puis sur toute la surface de la pupille, d'une façon plus ou moins manifeste (fig. 14).

Parfois les stries formées par la lame criblée apparaissent avec une grande précision, comme le montre
la figure 20, où il s'agit d'un cas exceptionnel de
disparition du tissu nerveux à la suite d'une embolie
de l'artère centrale de la rétine ou d'une apoplexie
des gaines du nerf optique.

Le mouvement de refoulement, du moins chez les
personnes âgées dont la sclérotique offre une grande
résistance, est limité au tissu pupillaire et à la lame
criblée, qui est aussi susceptible d'obéir dans une
certaine mesure à l'excès de pression, mais l'anneau
sclérotical, pas plus que les autres points de la sclérotique situés au voisinage, ne subit un changement
de niveau. Chez de jeunes sujets, il est vrai, toute la
coque de l'œil peut se trouver distendue à cause de
l'élasticité de la sclérotique, mais là encore la distension généralisée qui atteint l'enveloppe fibreuse oculaire laisse l'anneau sclérotical dans le niveau des
parties voisines.

Ce qui a pu faire croire à un refoulement de l'anneau sclérotical, c'est la fusion de celui-ci avec la
zone d'*atrophie choroïdienne péripupillaire* qui
accompagne ordinairement les hauts degrés d'excavation glaucomateuse (fig. 14); de telle manière que
cet anneau, noyé dans la dénudation scléroticale qui
enveloppe la pupille, ne se retrouve plus. Pour qu'il
en soit ainsi, il est nécessaire que la disparition de la
choroïde soit à peu près complète, comme le montre
la figure 14, mais si l'atrophie de la choroïde ne fait

7.

que débuter, ainsi qu'on en voit un exemple sur la figure 16, où il s'agit d'une excavation moins profonde, il est aisé d'en différencier l'anneau sclérotical et de s'assurer que le niveau de celui-ci n'a pas changé. Dans les cas d'excavation légère, comme figure 15, l'atrophie choroïdienne fait habituellement défaut et l'anneau sclérotical se présente avec sa précision ordinaire dans son plan normal.

L'atrophie choroïdienne péripupillaire n'a pas grande valeur au point de vue du diagnostic, car elle peut manquer dans le glaucome et au contraire se présenter chez des vieillards (voyez p. 44), dont l'état fonctionnel des yeux ne laisse rien à désirer. Elle résulte de la traction opérée sur la choroïde par suite du refoulement de la lame criblée sur laquelle elle prend des points d'attache, et aussi en partie du tiraillement auquel est soumise la choroïde dans sa totalité. Cette atrophie choroïdienne ne s'accuse surtout que dans les cas de profonde excavation glaucomateusé, lorsque la lame criblée elle-même se trouve repoussée en arrière.

L'atrophie de la choroïde atteint autour de la papille une zone d'étendue variable. Quelquefois elle n'entraîne qu'un léger élargissement de l'anneau sclérotical, mais dans d'autres cas elle offre une largeur qui excède un diamètre pupillaire. Elle a pour caractère de frapper avec une égale intensité les diverses couches de la choroïde, ainsi que la couche épithéliale, pour en amener la disparition graduelle, de telle manière que le pourtour de la pupille pâlit insensiblement par une dénudation lente de la sclérotique, sans que tel ou tel détail de la structure choroïdienne se trouve mis en évidence. Ordinairement l'atrophie choroïdienne se fond peu à peu avec les parties saines par un bord dégradé, et il est assez exceptionnel que l'on trouve, comme sur la figure 14, une accumulation de pigment sur une partie du pourtour de la zone atrophique.

CHAPITRE V

Nous nous occuperons d'abord des affections rétiniennes caractérisées par des troubles portant sur la circulation : dans ce groupe nous aurons à étudier d'une part les hémorrhagies de la rétine, et d'un autre côté, cet état qui résulte du défaut d'arrivée du sang dans les branches de l'artère centrale, c'est-à-dire l'ischémie de la rétine, que celle-ci soit due à un obstacle intra-vasculaire (embolie) ou à une compression extérieure. Passant à l'inflammation de la rétine, nous n'aurons guère à décrire que la rétinite albuminurique, dont se distingue très-peu la rétinite glycosurique. La chorio-rétinite spécifique, en effet, dans laquelle domine surtout la choroïdite, trouvera beaucoup mieux sa place à propos des maladies de la choroïde. Parmi les dégénérescences dont peut être affectée la rétine, nous nous arrêterons spécialement sur la dégénérescence pigmentaire. Enfin nous aurons à nous occuper du décollement de la rétine, et nous terminerons en disant

quelques mots du gliome de la rétine, la seule
tumeur importante de cette membrane.

DES HÉMORRHAGIES DE LA RÉTINE.

Sous l'influence de troubles circulatoires variés ou
d'altérations des parois vasculaires, on peut voir apparaître dans la rétine des épanchements sanguins
qui ne s'accompagnent d'aucun signe d'inflammation
de cette membrane et qui pour cette raison doivent
être désignés sous le simple nom d'*hémorrhagies de
la rétine*.

Ces hémorrhagies se présentent sous un aspect
variable suivant la quantité de sang épanché. On
peut leur assigner trois degrés :

1° Lorsqu'il s'agit d'une très-minime quantité de
sang, l'épanchement ne quitte pas la couche des
fibres nerveuses où rampe le vaisseau qui l'a laissé
échapper, et alors on observe, souvent au voisinage
de grosses veines et parallèlement à celles-ci, de petites taches d'un rouge à peine un peu plus vif que
le restant du fond de l'œil, et qui présentent une
disposition *striée*, résultant de ce que les fibres nerveuses se trouvent en quelque sorte teintes en rouge
par le sang épanché.

On peut observer sur la figure 17 de semblables
hémorrhagies le long de la veine dirigée en bas et en
dedans ; mais celles-ci ne se montrent pas, en général,
dans les simples apoplexies rétiniennes, elles appar-

tiennent aux rétinites dans lesquelles elles s'échappent des vaisseaux par diapédèse. Ces petites hémorrhagies striées, en *flammèche*, peuvent être vues sur les figures 21 et 22 représentant des rétinites de Bright, sur la figure 23 relative à un cas de rétinite glycosurique, enfin dans la pupillo-rétinite de la figure 12.

2° Si l'épanchement sanguin est plus accusé, il ne reste plus localisé dans la couche des fibres nerveuses, mais s'étend dans les autres couches de la rétine pour former une *plaque* d'étendue variable et d'une coloration rouge plus ou moins foncée suivant l'épaisseur et l'abondance du sang répandu (fig. 17). Si l'épanchement est récent et qu'une résorption incomplète n'en ait pas déjà modifié la configuration, on verra généralement que les plaques hémorrhagiques de quelque importance s'arrêtent par un bord nettement délimité formant une ligne arquée ou en partie droite. Cette disposition résulte de ce que le sang, en se répandant à travers les diverses couches rétiniennes, repousse latéralement les fibres perpendiculaires de la rétine, ou fibres de Müller, de façon à se creuser une loge dont les parois sont constituées par le tassement de ces fibres. Ces foyers sanguins se rencontrent aussi au voisinage des veines qu'ils recouvrent parfois, comme on peut le voir sur la figure 17.

Un examen attentif permettra dans certains cas de se rendre compte de l'origine de la plaque hémor-

rhagique. Des hémorrhagies adossées par un de leurs
bords à la pupille et qui ensuite vont s'étaler plus ou
moins loin sur la rétine se rapportent à des épanchements sanguins des gaînes du nerf optique, qui se
sont fait jour jusque dans la rétine. C'est là un fait
qui aujourd'hui paraît parfaitement démontré.

Dans le cas représenté figure 17, les apoplexies
situées au voisinage de la pupille, surtout les deux
plaques hémorrhagiques internes, proviennent manifestement des gaînes. D'ailleurs les phénomènes de
compression résultant de l'épanchement vaginal sont
ici évidents. Les veines montrent une réplétion exagérée qui a favorisé la production des foyers hémorrhagiques de la périphérie et provoqué une transsudation ayant fait perdre à la rétine sa transparence,
à ce point que les artères, déjà comprimées avant
d'entrer dans l'œil, se distinguent à peine au milieu
du trouble rétinien.

Précisément dans ces cas où il existe une gêne au
retour du sang, on observe parfois qu'une veine s'in-
terrompt brusquement en un point de son trajet au
milieu d'un foyer d'apoplexie, ou que, si on peut
retrouver cette veine au-delà de l'hémorrhagie, en
se rapprochant de la pupille, elle présente un amincissement très-accusé. On a affaire alors à une thrombose avec infarctus hémorrhagique.

Lorsqu'avec une excavation glaucomateuse, le plus
souvent peu accusée, il est vrai, on observe des hémorrhagies siégeant au voisinage de la pupille, par-

fois même occupant la dépression formée par l'excavation pupillaire (fig. 15), il s'agit, dans ces formes
de *glaucome hémorrhagique*, de dégénérescence
anévrismale des vaisseaux ayant altéré la résistance
de leurs parois, ce qui explique les très-fortes hémorrhagies qui surviennent quand, par une iridectomie
intempestive, on détend brusquement la tension de
l'œil.

3° L'hémorrhagie prenant de grandes proportions,
il peut se faire une véritable collection de sang dans
la rétine. Ces hémorrhagies en *flaques* présentent ce
caractère qu'elles siègent presque toujours sur la
macula. L'abondance du sang épanché peut être telle
que, sous l'influence de la pesanteur, la fibrine, entraînant les globules, se dépose dans les parties déclives limitées par une ligne arquée et s'arrête en
haut par une ligne horizontale au-dessus de laquelle
se trouve le sérum. Il ne faut pas oublier que dans
un examen à l'image renversée, ces collections sanguines, d'un rouge sombre, présentent leur ligne de
niveau en bas et leur délimitation curviligne en haut.

Les hémorrhagies simples de la rétine peuvent se
présenter sans que l'on constate le moindre changement appréciable du côté des vaisseaux rétiniens;
mais il est aussi possible de rencontrer un état de
réplétion des veines plus ou moins marqué, et lorsque
la gêne circulatoire est très-accusée, on observe par
exception, sans qu'il y ait pour cela rétinite, une
altération dans la transparence de la rétine résultant

d'un degré de transsudation d'intensité variable.

Les épanchements sanguins de la rétine, indépendants de toute rétinite, disparaissent en général sans laisser la moindre trace et sans passer par aucune dégénérescence. La résorption des hémorrhagies se fait graduellement et la tache hémorrhagique disparaît de la périphérie vers le centre, en laissant la rétine dans un état sensiblement normal ; à peine si dans quelques cas de très-larges hémorrhagies, on voit persister un léger dérangement dans la répartition du pigment de la couche épithéliale.

Toutefois, on ne peut pas dire qu'il en soit toujours ainsi, et il est possible, par exception, qu'il subsiste après une hémorrhagie des altérations plus ou moins persistantes. Notons d'abord qu'il est excessivement rare qu'une simple hémorrhagie subisse une transformation graisseuse, cette dégénérescence, au contraire, accompagnant presque constamment la rétinite; il sera donc exceptionnel qu'à une tache hémorrhagique se substitue une plaque blanche, brillante, formée par un dépôt de cholestérine et pouvant persister plus ou moins longtemps.

Les épanchements sanguins, particulièrement ceux qui occupent la macula, sont susceptibles, chez un petit nombre de malades il est vrai, de ne pas rester circonscrits à la rétine, mais de s'insinuer jusque dans la choroïde. C'est dans ces cas que l'on peut voir un foyer hémorrhagique se transformer en une tache atrophique et pigmentée, la pénétration du sang dans la choroïde ayant eu pour effet de provoquer une choroïdite atrophique.

La figure 18 représente une semblable terminaison d'un foyer apoplectique qui, primitivement, était circonscrit à la rétine, ainsi que nous avons pu nous en assurer en observant le malade dès le début. Quatre mois plus tard, on trouvait une tache blanchâtre, irrégulièrement pigmentée, mais dont le pigment était surtout accumulé à la périphérie. Aux quatre angles de cette tache irrégulièrement quadrangulaire persistait encore une petite quantité de sang offrant une coloration d'un rouge sombre. Une petite veine, émanant d'un des gros troncs veineux à son émergence de la pupille, vient se ramifier au-devant de la tache.

Il arrive même que ces épanchements abondants de la région de la macula, cheminant dans un sens inverse, soulèvent la membrane hyaloïde et, après l'avoir rompue, font irruption dans le corps vitré. C'est alors que l'on peut voir dans quelques cas apparaître un autre mode de terminaison des hémorrhagies rétiniennes.

Chez quelques malades, en effet, on observe qu'à la suite des déchirures du corps vitré résultant de la pénétration du sang dans ce milieu, il se produit, après résorption de l'hémorrhagie, des traînées celluleuses cicatricielles qui, en se rétractant vers le point où a eu lieu la rupture de la rétine, s'appliquent plus ou moins exactement sur cette membrane, de telle façon qu'on a pu croire qu'elles occupaient la rétine même et que cette affection a été décrite, à tort, sous le nom de *rétinite proliférante*.

Il existe des cas où ces productions celluleuses proéminent très-manifestement dans le corps vitré, particulièrement lorsqu'elles sont consécutives à des épanchements intra-vaginaux qui ont fait irruption dans l'humeur vitrée. Ici on note que la production cicatricielle, qui recouvre habituellement la pupille, se décompose en trois branches qui vont en s'effilant vers la périphérie. Cette disposition triangulaire doit s'expliquer par la configuration anatomique du corps vitré ; on a d'ailleurs observé, en chassant des injections dans ce milieu, que celui-ci se segmentait d'une façon semblable. On doit donc admettre que le sang, en pénétrant dans l'œil en abondance, se moule en quelque sorte dans des voies naturelles qu'il trouve toutes préparées.

Ces productions celluleuses du corps vitré, d'une coloration blanc grisâtre, se présentent sous un aspect tout particulier. Elles sont formées de minces lamelles qui se terminent insensiblement par des extrémités ramifiées et effilées, décrivant des courbures plus ou moins prononcées, de telle manière que ces lamelles en s'enchevêtrant, circonscrivent des triangles à bords recourbés et souvent des anneaux de forme ronde ou ovalaire très-distincts.

Dans le cas de glaucome représenté figure 16, on peut voir vers la région de la macula une semblable

altération d'une configuration tout à fait caractéristique. A la partie supérieure de la tache, on notera
qu'une petite branche veineuse s'arrête brusquement
pour passer au-dessous d'un prolongement qui s'efface graduellement, ce qui démontre que cette production siège dans un plan antérieur à la rétine et que
celle-ci n'y participe pas. Mais vers ce même point
on trouve encore deux petites hémorrhagies rétiniennes attestant l'origine de l'affection.

Ces mêmes altérations sont aussi susceptibles de
se rencontrer à la suite d'épanchements sanguins
d'origine traumatique, comme le montre la figure 38,
relative à une rupture de la choroïde. Tous les prolongements blanchâtres ou grisâtres qui partent de
l'extrémité externe de la rupture choroïdienne, et
qui occupent la région de la macula, sont des productions cicatricielles du corps vitré situées au proche
voisinage de la surface rétinienne. Là encore une
veine de la rétine passe nettement au-dessous de la
tache. Nous retrouvons aussi chez ce malade les ramifications recourbées par lesquelles se terminent les
traînées cicatricielles, ainsi que la présence dans la
tache de figures plus ou moins régulièrement arrondies qui, sur plusieurs points, se présentent par séries.

Dans des chorio-rétinites spérifiques anciennes, on
peut voir survenir de semblables productions du corps
vitré recouvrant la rétine. Dans ces cas également il
semble que l'origine de ces altérations soit due à des
épanchements sanguins de la rétine qui ont envahi le

corps vitré, car ce sont des formes de chorio-rétinites qui ont atteint une phase d'évolution à laquelle on rencontre fréquemment des hémorrhagies rétiniennes abondantes. Nous avons observé des malades syphilitiques dont la rétine était ainsi masquée sur une très-large étendue par de pareilles lésions du corps vitré et chez lesquels on aurait pu croire tout d'abord, par suite du reflet blanc grisâtre de l'image ophthalmoscopique, à un décollement de la rétine, s'il n'y avait eu absence de flottement, une telle erreur de diagnostic étant favorisée par le trouble plus ou moins considérable que l'on observe habituellement du côté du corps vitré.

DE L'ISCHÉMIE DE LA RÉTINE.

Un arrêt plus ou moins complet dans l'arrivée du sang dans l'œil peut se produire brusquement à la suite de la compression exercée sur le nerf optique et les vaisseaux centraux par un épanchement sanguin abondant des gaînes, ou consécutivement à la pénétration d'une embolie dans l'artère centrale. Dans le premier cas, qui est de beaucoup le plus fréquent, le sang, quoique en petite quantité, ne cesse pas absolument de traverser l'artère comprimée; tandis que dans le second il y a interruption complète d'une circulation artérielle, attendu que l'artère centrale étant une branche terminale, l'embolus doit être chassé de plus en plus par l'ondée sanguine

jusqu'à ce qu'il bouche absolument la lumière du
vaisseau.

Toutefois un fait peut se présenter, c'est que l'embolus soit poussé dans une des branches de l'artère
centrale et laisse les autres plus ou moins perméables.
Mais il est difficile d'admettre que le caillot embo-
lique s'arrête à cheval sur l'angle formé par une bifurcation de l'artère centrale, ou qu'il se creuse à
son centre d'un canal pour permettre dans les deux
cas un passage incomplet du sang, soit latéralement,
soit en un point central du caillot.

Autrefois on attribuait constamment à l'embolie
tous les cas d'ischémie brusque de la rétine, aujour-
d'hui il paraît rationnel de ne rapporter à cette cause
que ceux où il existe une absence complète de circulation dans toutes les ramifications ou au moins dans
une branche de l'artère centrale. D'ailleurs qu'il
s'agisse en réalité d'une embolie ou d'une compression
de l'artère centrale, autrement dire que la circulation
soit entravée par un obstacle intra-vasculaire ou
extra-vasculaire, les effets sont les mêmes et l'image
ophthalmoscopique ne diffère guère, sauf toutefois
que les phénomènes revêtent une plus grande intensité dans le cas d'embolie du tronc de l'artère centrale,
où le sang cesse complétement de pénétrer dans l'œil.

Dans ces cas d'ischémie, l'ophthalmoscope fournira
une image différente suivant qu'il s'agira d'une affection récente ou ancienne. Si on a occasion d'observer
le malade peu de temps après l'accident, on sera

tout d'abord frappé par *l'amincissement* extrême des artères, qui seront devenues filiformes et tendront à suivre un trajet rectiligne. Dans la véritable embolie du tronc de l'artère centrale, toutes les branches artérielles pourront même avoir disparu et se trouver remplacées par des lignes blanchâtres résultant de la perte de transparence des parois de ces vaisseaux. Au contraire lorsqu'on a affaire à une compression par un épanchement intra-vaginal, la circulation n'est pas interrompue, mais seulement plus ou moins considérablement ralentie, de telle façon qu'une colonne sanguine est encore nettement perçue dans les artères. Chez quelques malades on peut même noter qu'il s'agit plutôt d'une pâleur extrême des artères que d'un rétrécissement porté à un haut degré.

Pour se rendre compte s'il existe encore une circulation dans les artères, on cherchera à provoquer le *pouls artériel* en exerçant avec un doigt une pression sur l'œil, à travers la paupière supérieure, de façon à ne plus permettre l'arrivée du sang qu'au moment de la systole ventriculaire, comme nous l'avons indiqué à propos du glaucome (voy. p. 115). Dans tous les cas où le pouls artériel se manifestera, on sera en droit de conclure que le sang n'a pas cessé de circuler et que par conséquent on n'a pas affaire à une embolie, mais à un épanchement des gaînes.

Dans le cas représenté fig. 19 il s'agissait d'un malade qui avait subitement perdu la vue de l'œil

gauche, au point que toute perception de la lumière
avait absolument cessé. Les artères très-amincies lais-
saient voir nettement, à la pression, le pouls artériel
sur une étendue correspondante à la pupille. L'ischémie rétinienne fut rapportée à un épanchement
intra-vaginal, ce que la marche ultérieure de l'affection sembla confirmer, ainsi que nous l'indiquerons
plus loin.

Pour ce qui regarde l'état des veines, il peut ici ne
survenir rien de particulier, surtout si l'on a affaire
à une hémorrhagie occupant les gaînes et par conséquent n'interrompant pas complétement la circulation (fig. 19). Mais lorsqu'un caillot a bouché le tronc
de l'artère centrale, les veines montreront aussi un
notable *rétrécissement*, particulièrement en se rapprochant de la pupille, tandis qu'à la périphérie on
pourra voir, sur une veine, à côté de points presqu'exsangues, des parties plus ou moins remplies ; puis
par un mouvement d'oscillation la partie primitivement occupée par le sang se videra et celui-ci viendra remplir la petite étendue qui était d'abord vide
de manière que cet état de la périphérie des veines
sera susceptible de se modifier d'instant en instant.

Une autre altération que l'on rencontrera du côté
des veines dans la véritable embolie consistera dans
la formation d'*infarctus*. Le sang séjournant dans
un même point d'une veine où il s'est amassé s'ex-
travasera aisément pour donner lieu à des hémorrhagies plus ou moins étendues. La veine semblera

alors parfois se terminer brusquement au milieu
d'un épanchement sanguin.

Les troubles circulatoires qui signalent le début
de l'ischémie rétinienne s'accompagnent promptement d'une *suffusion* qui envah't la rétine. Un
œdème blanchâtre se développe le long des gros
vaisseaux et couvre bientôt une étendue qui comprend la pupille et la macula (fig. 19). Les limites
pupillaires se trouvent ainsi plus ou moins effacées,
mais la *macula* au contraire apparaît avec une netteté
anormale. La suffusion qui fait perdre à la rétine sa
transparence ne modifie guère, grâce à sa faible
épaisseur, la diaphanéité de la macula, aussi celle-ci
se montre-t-elle, par contraste, sous forme d'une
petite tache arrondie d'un rouge intense qui tranche
sur la coloration blanchâtre du voisinage.

On ne saurait attribuer cette tache rouge à une hémorrhagie, car on retrouve chez certains malades
un dessin qui appartient à un des aspects sous lesquels peut se présenter à l'état physiologique la macula. Ainsi sur la fig. 19 on voit un anneau foncé
qui enveloppe une petite tache blanche arrondie,
configuration que présente normalement dans quelques cas la macula (voy. p.68 et fig. 4).

Il ne faut pas non plus prendre pour un état pathologique les nombreux petits vaisseaux que l'on
voit venir se ramifier autour de la tache rouge formée
par la macula, toutes ces branches vasculaires
(fig. 19) qui, dans les conditions ordinaires, échappent

8

à l'examen, à cause de la coloration rouge du fond de l'œil au milieu de laquelle elles se perdent, deviennent ici manifestes, parce que, rampant à la surface de la rétine, elles se détachent sur le fond blanchâtre formé par l'opacité rétinienne. Cet état est très-propre, mieux que ne pourrait le faire aucune préparation anatomique, à donner une idée de la richesse vasculaire de la région de la macula, surtout si l'on considère que quelques petites branches doivent nécessairement avoir disparu.

L'infarctus veineux appartient à la véritable embolie. Au contraire dans les cas d'ischémie rétinienne par épanchement intra-vaginal, on rencontrera, chez un certain nombre de malades, des *hémorrhagies* de la rétine. Celles-ci se montreront particulièrement dans la région de la macula où on pourra les observer au voisinage de la tache rouge signalée plus haut ou même recouvrant cette dernière. Un autre point où on trouvera encore parfois ces hémorrhagies rétiniennes, c'est au pourtour de la pupille. Dans quelques cas même, l'épanchement sanguin affectera une disposition (comme la fig. 17 en offre un exemple et comme nous l'avons décrit p. 123) indiquant clairement que le sang renfermé dans l'espace vaginal a cheminé jusque dans la rétine. Dans de telles conditions l'origine de l'ischémie rétinienne se trouve nettement démontrée.

Notons, en passant, qu'un épanchement sanguin qui se serait fait dans le nerf même, courant le long de la neuroglie, ou qui, ainsi que le fait se présente beaucoup plus communément, aurait occupé l'espace compris entre les gaines piale et durale, pourrait ultérieurement se dévoiler, alors que le sang n'aurait pas fusé jusque dans la rétine par l'apparition d'un anneau de pigment entourant la pupille ou empiétant sur celle-ci ; ce qui permettrait encore de remonter à la cause de l'affection.

Dans l'ischémie brusque de la rétine, l'image ophthalmoscopique se modifie notablement après quelques semaines. La suffusion rétinienne disparaît graduellement en laissant la membrane nerveuse reprendre sa transparence, et une atrophie de la pupille s'accuse progressivement. Habituellement la région de la macula recouvre son apparence ordinaire, mais il arrive parfois qu'elle devient temporairement le siège d'un dépôt de cholestérine, se révélant par l'apparition de petites taches blanches excessivement brillantes.

Lorsqu'il s'agit d'un épanchement intra-vaginal, on peut voir, lors de l'éclaircissement de la rétine, que les artères offrent une tendance à reprendre un calibre qui contraste moins avec les veines. Toutefois malgré ce rétablissement plus ou moins marqué de la circulation, la pupille commence bientôt à pâlir et à s'atrophier peu à peu. Dans le cas relatif à la fig. 19, c'est ainsi que les choses se sont passées, et le malade a pu recouvrer un vestige de vue, dans la portion externe de son champ visuel, lui per-

mettant de compter les doigts jusqu'à 20 centimètres.
Six mois après l'accident, l'image ophthalmoscopique n'est guère différente d'une atrophie simple de
la pupille, à part toutefois un amincissement plus
accusé des artères.

A-t-on affaire à une embolie ? on voit alors survenir, à mesure que la rétine recouvre sa transparence, une atrophie rapide de la pupille. Les
artères d'une ténuité extrême se montrent accompagnées par suite de l'épaississement de la membrane adventice, d'une double ligne blanche qui, à
une distance variable de la pupille, se fond en une
trainée blanchâtre unique qui peut encore être
poursuivie à quelque distance.

Lorsqu'on rencontre une oblitération d'une
branche émanant du tronc de l'artère centrale, on
peut admettre la possibilité d'une compression locale siégeant dans le nerf même, mais dans le cas
où l'une des divisions secondaires des deux branches
principales de l'artère centrale est oblitérée, la circulation étant tout à fait normale dans les autres
points de l'arbre vasculaire, ainsi que nous en avons
vu un exemple, il est évident qu'il s'agit d'une embolie occupant l'artère affectée. Toutefois, à cause
des altérations des parois vasculaires, il n'est pas
aussi facile qu'on pourrait le supposer de constater
la présence du caillot formé par l'embolie et la
thrombose qui s'est développée derrière celle-ci.
Pour cet examen, il sera nécessaire, usant du mi-

roir plan, de projeter la flamme, non pas directement sur le vaisseau qui réfléchirait trop vivement la lumière, mais à côté, de façon à étudier ce vaisseau par transparence.

Veut-on savoir si une tache blanchâtre qui occupe un vaisseau siège dans la paroi ou dans la cavité de ce vaisseau, c'est-à-dire s'il y a périvasculite ou thrombose? Il faudra, procédant comme nous venons de l'indiquer, étudier comment se comportent les extrémités de cette tache. Dans le cas d'altération de la paroi vasculaire la traînée blanchâtre se terminera en se continuant de chaque côté du vaisseau par une pointe qui suivra les deux bords. Au contraire si on a affaire à un caillot intra-vasculaire, on verra la tache finir par une pointe unique qui suivra le milieu du vaisseau. Mais il faut reconnaître que si les deux lésions existent simultanément, une pareille distinction deviendra impossible.

Dans le cas représenté (fig. 20), qui se rapporte à une perte subite de la vue remontant à trois ans, une seule branche artérielle, celle qui se rend en bas et en dehors, est complétement oblitérée et se transforme sur la pupille même, en un cordon blanchâtre qui ne peut être poursuivi qu'à une petite distance sur la rétine. Les autres divisions de l'artère centrale montrent seulement un amincissement extrême. Il serait difficile de dire ici s'il y a eu embolie ou compression. Il est remarquable de voir que les veines ne semblent pas avoir subi une réduction quelque peu

8.

marquée dans leur calibre. On notera encore l'énorme
excavation produite par l'atrophie de la pupille,
simulant à s'y méprendre une excavation glaucomà-
teuse ; mais il est probable qu'il a préexisté chez ce
malade une très-large excavation physiologique.

DES RÉTINITES ALBUMINURIQUE ET GLYCOSURIQUE.

Dans le cours de la maladie de Bright et dans la
diabète, il se montre chez certains malades une
forme de rétinite présentant une grande analogie.
Les images ophthalmoscopiques (fig. 21, 22, 23) peuvent toutefois offrir des aspects très-variés, et nous
retrouvons ici les mêmes lésions que nous avons signalées du côté de la rétine dans la pupillo-rétinite,
certaines altérations prédominant plus particulièrement suivant les cas. Mais ce qui ne fait presque
jamais défaut, c'est la *dégénérescence graisseuse*
qui frappe les hémorrhagies rétiniennes.

Certaines rétinites albuminuriques, ou glycosuri-
ques, se manifestent seulement par quelques apoplexies
de la rétine se transformant rapidement en plaques
blanches. Mais dès que les hémorrhagies se montrent
quelque peu nombreuses, on voit promptement la
rétine perdre sa transparence, en même temps que
les veines offrent une dilatation plus ou moins
accusée. Le voile qui couvre la rétine a pour effet de
rendre les limites pupillaires indécises et de masquer
sur certains points le trajet des artères.

La fig. 23 montre un cas de rétinite glycosurique
où ces caractères peuvent être constatés. De nombreuses hémorrhagies disséminées sur la rétine,
particulièrement le long des gros vaisseaux et présentant à des degrés variables la dégénérescence
graisseuse, sans qu'il existe d'autres lésions rétiniennes qu'une suffusion généralisée, sont assez le
propre de la rétinite qui atteint certains diabétiques.
Quelques hémorrhagies récentes n'ont encore subi
aucune modification, certaines sont à demi remplacées par une tache blanche brillante, enfin à d'autres,
plus anciennes, s'est complétement substituée une
plaque de dégénérescence graisseuse réfléchissant
vivement la lumière.

Sur cette même figure on peut aussi voir
comment les petites hémorrhagies, produites par
diapédèse, affectent une disposition striée, s'allon-
geant en *flammèches*, à direction perpendiculaire au
bord de la pupille pour celles qui siègent au voisinage de celle-ci, ou courant parallèlement le long
des gros vaisseaux quand elles sont situées plus
loin. L'origine diapédésique de ces hémorrhagies est
ici nettement démontrée par le rapport qu'elles affectent avec les deux troncs veineux qui se dirigent
en haut et en bas du côté externe; sur une assez
longue étendue, ces deux vaisseaux sont enveloppés
par une intravasation sanguine qui forme à ceux-ci
comme une véritable gaîne hémorrhagique, en sorte
qu'au premier abord on aurait pu croire que ces

veines présentaient simplement une dilatation exagérée.

Dans la rétinite néphrétique, outre les apoplexies
rétiniennes et la dégénérescence graisseuse qui les accompagne, on rencontre encore habituellement des
altérations de la rétine qui sont celles que nous
avons déjà indiquées à propos de la pupillo-rétinite
(voy. p. 95 et suivantes), mais qui, ici, ainsi que les
hémorrhagies, n'ont plus la même tendance à se
circonscrire au proche voisinage de la pupille, la
rétine pouvant alors être affectée dans une assez
large étendue.

Nous retrouvons, avec la transsudation séreuse
surtout accusée autour de la pupille où elle forme
comme un nuage grisâtre (fig. 21, 22), des plaques
blanches constituées par des stries perpendiculaires
au bord de la pupille, au milieu desquelles se voient
çà et là les vaisseaux rétiniens et qui résultent de la
dégénérescence gangliforme des fibres nerveuses
(fig. 21).

Nous rencontrons encore des *groupes de taches
blanches arrondies* formées par une hyperplasie,
avec dégénérescence graisseuse consécutive, du tissu
cellulaire des couches granuleuses, ainsi qu'on peut
surtout le voir sur la fig. 21, et au-devant desquelles
passent les vaisseaux rétiniens.

Nous voyons également une prolifération cellulaire
apparaître du côté de la membrane adventice des
vaisseaux (*périvasculite*) qui se bordent de chaque

côté d'une traînée blanchâtre. Cette altération, qui envahit particulièrement les artères, est susceptible d'acquérir un haut degré d'intensité, à ce point que, comme sur la figure 22, les parois vasculaires peuvent devenir tout à fait opaques et les artères se présenter sous forme de cordons blanchâtres que l'on poursuit jusqu'à une certaine distance de la pupille où le vaisseau disparaît au milieu d'un trouble généralisé de la rétine.

Le nuage grisâtre qui couvre la rétine n'atteint pas la macula à cause de sa faible épaisseur, aussi celle-ci paraît-elle, par contraste, d'un rouge intense. C'est autour de ce point plus foncé que se circonscrit l'altération en *étoile* que nous avons déjà signalée à propos de la pupillo-rétinite (voy. p. 99), et qui, dans la rétinite brightique, s'accuse parfois par une image des plus bizarres (fig. 21, 22). Ce sont des aiguilles ou de petites plaques, parfois des séries de points, ou encore des taches déchiquetées qui, formées par la sclérose ou la dégénérescence graisseuse des fibres radiées, partent en rayonnant autour de la macula pour s'étendre en ligne droite jusqu'à une distance variab'e.

La *pupille*, par suite de l'œdème qui l'a envahie et de la dégénérescence des fibres nerveuses, est susceptible de présenter dans la rétinite néphrétique un certain gonflement. Au début, sa coloration semble d'une teinte rougeâtre foncée (fig. 22), mais c'est plutôt là un effet de contraste qu'entraîne la présence

du nuage gris blanchâtre qui l'entoure. Lorsque l'affection a persisté pendant quelque temps, on voit
au contraire la pupille se décolorer manifestement
(fig. 21, 23).

L'image ophthalmoscopique de la rétinite de
Bright présente donc une grande analogie avec celle
de la pupillo-rétinite, aussi le diagnostic différentiel entre ces deux affections peut-il, dans quelques
cas, présenter des difficultés. Toutefois on notera
que dans la rétinite brightique le gonflement de la
pupille n'est pas aussi accusé que dans la pupillo-
rétinite; en outre, dans la première affection, on
n'observe pas cette tortuosité avec dilatation des
veines qui se rencontre dans la seconde. Enfin il faut
remarquer aussi que les altérations ont beaucoup
moins de tendance à se concentrer dans une étroite
zone autour de la pupille dans les cas de rétinite.

Bien que les diverses lésions qui caractérisent la
rétinite albuminurique ou glycosurique soient pour
la plupart susceptibles de rétrograder, il est rare
qu'on les voie disparaître sans laisser de traces. Le
plus souvent, il se développe à un degré variable une
atrophie de la pupille. Des signes de périvasculite
peuvent aussi persister et s'accuser par un contour
blanchâtre accompagnant les artères dans une étendue variable. Dans quelques cas, on rencontre encore
après disparition des produits inflammatoires qui
ont occupé la membrane nerveuse de petites taches
noires déchiquetées résultant de la migration dans la

rétine du pigment de la couche épithéliale, cette dernière présentant çà et là une déperdition de ses éléments pigmentés.

DE LA DÉGÉNÉRESCENCE PIGMENTAIRE DE LA RÉTINE.

L'image ophthalmoscopique si caractéristique de la
dégénérescence pigmentaire de la rétine n'est qu'un
épiphénomène de l'altération qui a tout d'abord frappé
la membrane nerveuse de l'œil. La lésion primor-
diale, c'est la *dégénérescence sclérosante,* qui précède dans la rétine l'apparition du pigment, et qui
débute là où le tissu nerveux est le moins abondant,
c'est-à-dire la périphérie, pour atteindre graduellement les parties centrales et le nerf optique. La quantité de pigment répandue dans la rétine est donc en
rapport avec l'ancienneté de la maladie, et au début
chez de jeunes sujets, lorsque le tissu cellulaire qui
s'est substitué aux éléments nerveux n'a pas encore
subi une rétraction suffisamment accusée, on conçoit
qu'il puisse y avoir absence de taches pigmentées.

La dégénérescence pigmentaire (fig. 24) s'annonce
par l'apparition, dans les points les plus périphériques de la rétine, de *petits amas de pigment* présentant une forme déchiquetée, étoilée, qui les a très-
justement fait comparer aux corpuscules osseux, et
dont les prolongements, lorsqu'il existe des taches voisines, semblent s'anastomoser avec les branches qui

partent de celles-ci. La disposition tiraillée, rétractée de ces taches, s'explique très-bien par leur mode de production, et donne absolument l'impression de cicatrices rendues manifestes par la présence de pigment, celui-ci provenant de la couche épithéliale de la rétine.

Un centre d'attraction pour le pigment est constitué par les *parois des vaisseaux*. De petites branches vasculaires qui, par leur ténuité, échappaient à l'examen ophthalmoscopique, deviennent ainsi visibles, grâce au pigment qui les enveloppe, et s'accusent sous forme de lignes noires très-fines que l'on voit se ramifier (fig. 24). Sur le parcours de vaisseaux plus importants, on observe des traînées noires échelonnées de distance en distance, comme on peut le remarquer le long des principaux troncs des vaisseaux rétiniens sur la figure 24; et dans quelques cas, le pigment forme même, sur une assez grande étendue de ces vaisseaux, une véritable gaîne.

A mesure que le mal progresse, on voit les taches se multiplier à la périphérie et de nouveaux petits amas pigmentés apparaître dans des points plus centraux. Il en résulte une sorte de lacis à mailles d'autant plus serrées que l'on explore des parties plus voisines de l'extrémité antérieure de la rétine. Finalement les taches se montrent dans la région de la macula même, et il est parfois possible d'en observer jusque sur la pupille du nerf optique.

Lorsque la dégénérescence qui frappe la rétine a

déjà pris un certain développement, d'importantes modifications s'accusent du côté de la pupille (fig. 24), celle-ci se décolore et perd sa transparence, en même temps qu'une te'nte d'un blanc jaunâtre sale l'envahit : de là le nom d'*atrophie jaune* donné à cette altération de la pupille, que l'on peut aussi regarder comme une *névrite ascendante*. Le défaut de transparence de la rétine voisine produit sur les limites pupillaires un voile plus ou moins accusé ; en outre on remarque que le niveau de la pupille n'a pas subi de modification sensible, un tissu cellulaire dense s'étant substitué aux éléments nerveux.

Les vaisseaux centraux présentent un amincissement, atteignant à la fois les artères et les veines, qui, dans les cas anciens, est porté à un très-haut degré (fig. 24). Il arrive même que ces vaisseaux, d'une ténuité extrême, ne peuvent être poursuivis qu'à une faible distance au delà de la pupille. La distinction entre les artères et les veines ne peut alors être établie qu'en ayant recours à un artifice, qui consiste à exercer avec le doigt, en même temps qu'on pratique l'examen ophthalmoscopique, une pression sur le globe de l'œil, de façon à provoquer le pouls artériel : tout ce qui est artères disparaît et reparaît alternativement avec le pouls. Si on porte son attention sur le point d'émergence des vaisseaux, on voit que ceux-ci se soustraient brusquement à l'exploration au moment où ils gagnent le tissu opaque de la pupille.

9

L'amincissement si remarquable des vaisseaux, que l'on observe dans la dégénérescence pigmentaire de la rétine, est la conséquence de la sclérose qui frappe leurs parois et dont l'effet est de réduire progressivement la cavité du vaisseau affecté. Chez quelques malades, cet épaississement scléromateux des parois vasculaires peut être nettement reconnu à l'ophthalmoscope par la présence le long du mince filet de sang que charrie encore le vaisseau d'une double traînée blanchâtre.

A part les taches pigmentées signalées plus haut, on observe souvent que l'aspect général du fond de l'œil ne présente aucune, ou presque aucune modification appréciable à l'ophthalmoscope (fig. 24). Dans un certain nombre de cas cependant, il arrive que, par suite de la déperdition de la couche épithéliale, le stroma choroïdien apparaît avec une plus ou moins grande netteté. Parfois même, il est possible de constater une sclérose des vaisseaux choroïdiens. On sait que ces derniers se présentent habituellement, lorsqu'ils sont normalement visibles, ou qu'une perte de la couche épithéliale les a accidentellement dénudés, sous la forme d'un ruban uniformément teinté en rouge sans renforcement de coloration sur les bords. Dans le cas où les parois de ces vaisseaux sont atteintes de sclérose, on voit alors se surajouter de chaque côté une ligne blanche.

On peut se faire une idée de cette altération en jetant les yeux sur la figure 31. Parmi les vaisseaux choroïdiens mis à nu, la plupart ne reçoivent plus de sang, mais quelques-uns sont occupés par une colonne sanguine et sur chaque bord se voit une ligne blanche très-nette, indice d'un épaississement des parois résultant d'une sclérose. Dans la véritable dégénérescence pigmentaire de la rétine, les modifications qui peuvent apparaître dans la choroïde ne vont pas au delà de celles que nous venons de décrire.

Il est très-exceptionnel que le corps vitré subisse une atteinte appréciable et devienne le siège de flocons ; presque constamment il offre une transparence parfaite. Mais on ne peut pas en dire autant du cristallin, et dans les cas anciens, la présence d'une opacification circonscrite est la règle. La *cataracte* que l'on observe dans la dégénérescence pigmentaire de la rétine offre quelques caractères spéciaux : elle se localise surtout au pôle postérieur, et, après avoir acquis un certain développement, elle reste presque stationnaire et n'a aucune tendance à se compléter. L'opacité qui peut atteindre aussi le pôle antérieur siège dans les couches corticales à une très-petite distance des cristalloïdes, et pour étudier avec fruit sa forme et son siège on procédera comme nous l'avons indiqué page 26.

On remarquera que la tache formée par l'opacité cristallinienne tranche nettement sur les parties voisines dont la transparence n'est pas altérée. Sa forme est variable : elle est parfois plus ou moins exactement arrondie, ou, plus fréquemment elle offre quelques prolongements irréguliers. Mais un fait à noter, c'est que sa configuration ne rappelle guère, contrairement à ce qui arrive dans la cataracte progressive, la structure anatomique du cristallin.

DU DÉCOLLEMENT DE LA RÉTINE.

Le décollement de la rétine, dans les cas où les milieux de l'œil ont conservé une transparence parfaite, se reconnaît à l'ophthalmoscope avec une extrême facilité, surtout si la rétine décollée a déjà perdu sa diaphanéïté ; on ne rencontrerait de difficultés dans de telles conditions d'intégrité du corps vitré et des autres milieux que si le décollement étant très-circonscrit, très-périphérique, ou le soulèvement très-peu accusé, le passage des rayons se faisait à travers la rétine de la même façon que dans l'état normal.

Quelques flocons de l'humeur vitrée, ou même une légère opacité cristallinienne, ne sont pas un obstacle à une exploration du fond de l'œil ; mais si le trouble des milieux est plus accusé, il deviendra nécessaire, pour vaincre autant que possible ce défaut de transparence, de recourir à un éclairage intense, en faisant usage d'une bonne lumière et en se servant d'un miroir concave à large diamètre. Grâce à ces moyens, on pourra encore procéder à l'examen ophthalmoscopique d'yeux qui, dans les conditions ordinaires, ne seraient guère susceptibles d'être utilement explorés. Lorsque l'opacité des milieux devient plus marquée l'ophthalmoscope ne pourra plus rendre de services et c'est par un examen fonctionnel minutieux que l'on arrivera seulement à se renseigner.

Le décollement de la rétine peut avantageusement être étudié à l'image droite et à l'image renversée. Que l'on ait recours à l'un ou à l'autre de ces modes d'exploration, il y a certains caractères que l'on retrouve dans les deux cas.

D'abord nous devons signaler le *changement de coloration* dans la partie du fond de l'œil affectée de décollement (fig. 25, 26). Même lorsque le décollement est récent et que la rétine semble avoir conservé sa transparence, il existe presque toujours, surtout si le soulèvement est quelque peu accusé et étendu, des points, là où la rétine change de niveau et est vue obliquement, qui sont le siège d'un reflet grisâtre plus ou moins marqué. En procédant à un examen attentif et minutieux, il serait tout à fait exceptionnel que ce signe fasse absolument défaut. Dans le cas représenté fig. 26 (image renversée), où le soulèvement quoique portant sur une large surface était très-minime, la rétine paraissant n'avoir pas souffert dans sa transparence, il était néanmoins possible en faisant miroiter la lumière renvoyée par l'ophthalmoscope, d'obtenir une série de petits reflets indiquant nettement un état d'ondulation ou de léger plissement de la rétine.

On conçoit que ce faible changement de coloration du fond de l'œil puisse se produire indépendamment de toute altération dans la diaphanéïté de la rétine, une partie plus ou moins grande de la lumière se trouvant réfléchie par suite de la forme de la surface rétinienne sur laquelle elle tombe. On sait que de semblables reflets se produisent dans les conditions physiologiques le long des gros vaisseaux où la rétine se trouve soulevée et dans la région de la macula où a lieu un changement de niveau.

Lorsque la rétine a en réalité perdu sa transparence, comme il arrive habituellement dans les cas anciens, ou que le liquide sous-jacent est lui-même plus ou moins louche, toute la partie décollée prend une coloration gris bleuâtre ou verdâtre qui facilite singulièrement le diagnostic. En sorte qu'en faisant usage du simple miroir, sans même chercher à avoir une image nette, on obtiendra un reflet rougeâtre lorsque le malade regarde en haut, tandis que s'il dirige l'œil en bas, le décollement occupant habituellement les parties déclives, du moins après un certain temps, une teinte bleuâtre tout à fait caractéristique sera renvoyée par la rétine détachée.

La coloration particulière fournie ainsi par le décollement rétinien n'est pas uniforme, la rétine qui a perdu ses rapports normaux avec la choroïde, formant des plis, des saillies, des anfractuosités plus ou moins profondes, les parties proéminentes prendront une teinte plus claire, tandis que les points enfoncés s'accuseront par un aspect plus sombre, de telle manière qu'on aura ainsi nettement le sentiment d'un relief (fig. 25, image droite).

Un autre caractère du décollement de la rétine consiste dans le *flottement* de la membrane détachée. Pour que ce signe se produise, il est nécessaire que la rétine se trouve décollée sur une assez large surface et en outre qu'elle proémine suffisamment au-devant de la choroïde. Dans ces conditions, on peut voir qu'au moindre déplacement de l'œil, la rétine affectée exécute des mouvements d'ondulation plus ou moins considérables. Lorsqu'on engage le malade à regarder en bas, où se trouve ordinairement le décollement, on constate aussitôt que l'œil s'arrête, que les reflets qui se produisent sur les parties saillantes sautent sur tel ou tel point du voisinage avant de devenir à leur tour immobiles.

Un phénomène remarquable qui accompagne le décollement même peu étendu, c'est le changement d'aspect que présentent les *vaisseaux rétiniens*. Le reflet d'un rouge plus clair que montre à son centre, dans l'état physiologique, la colonne sanguine qui parcourt les vaisseaux, disparaît, et au lieu de deux lignes rouges limitant un intervalle moins coloré, on voit les vaisseaux prendre dans toute leur épaisseur une teinte uniforme d'un rouge plus sombre que dans les conditions normales (fig. 25, 26). Les veines occupant la rétine décollée se distinguent des artères par une coloration plus foncée, allant parfois jusqu'à une teinte noirâtre.

En étudiant la marche des vaisseaux, on a un moyen très-sûr pour se renseigner sur les *changements de niveau* de la rétine, les ramifications vasculaires reproduisant exactement les bosselures et les anfractuosités du décollement rétinien. Si la saillie formée par la membrane nerveuse a lieu brusquement, celle-ci proéminant fortement en avant, on voit les vaisseaux parcourant la rétine restée en place s'arrêter tout à coup et disparaître derrière le relief constitué par le décollement, puis les branches vasculaires reparaissent sur les bosselures plus ou moins loin de l'endroit où on les a perdues, pour s'enfoncer de nouveau et s'interrompre dans les dépressions du décollement (fig. 25). Les points à explorer se trouvant dans des plans différents, il est évident, quel que soit le mode d'examen employé, qu'il sera nécessaire de s'adapter différemment pour obtenir une image nette des parties que l'on voudra étudier.

Lorsque le décollement est circonscrit, ou que la rétine, tout en étant détachée sur une large surface, ne forme qu'une saillie peu accusée, les vaisseaux rendront encore compte de cet état de la rétine. Sur le bord du décollement on verra tous les vaisseaux former un coude, qui pourra être très-allongé si la rétine se soulève insensiblement, comme on l'observe sur la figure 26. Cette même figure montre aussi que les vaisseaux rétiniens reproduisent par une ondulation le léger plissement que présente la rétine dans une certaine étendue du décollement.

Les symptômes ophthalmoscopiques que nous venons d'indiquer peuvent être constatés, que l'on examine l'œil malade à l'image droite ou à l'image renversée. Lorsqu'on explore un décollement de la rétine par un examen à l'*image droite*, on remarquera en outre, en faisant usage d'un simple miroir dépourvu de tout verre correcteur, que les yeux affectés de décollement étant souvent myopes, il est fréquemment impossible d'obtenir une image droite du fond de l'œil, tandis que la rétine décollée, qui proémine d'ordinaire notablement en avant, se présente à l'exploration dans les mêmes conditions qu'un œil plus ou moins fortement hypermétrope et fournit par conséquent une image nette avec la plus grande facilité. Dans le cas où l'œil atteint de décollement se trouverait emmétrope ou hypermétrope, la rétine décollée présenterait une hypermétropie d'autant plus accusée ; mais toujours il serait impossible d'obtenir en même temps une image nette du fond de l'œil et du décollement. De manière que si on s'adapte pour la portion de rétine détachée, le reste du fond de l'œil doit nécessairement offrir une coloration rouge uniforme dans laquelle on ne perçoit aucun détail (fig. 25). Pour qu'il en soit autrement, il faudrait que la saillie formée par le décollement fût excessivement minime, ce qui est exceptionnel.

Donc, dans la majorité des cas, la rétine détachée

9.

s'étant transportée très-sensiblement en avant, l'exploration à l'image droite du décollement se fait de la même façon que si on examinait un œil très-hypermétrope, c'est-à-dire lorsqu'on se tient très-près de l'œil observé, en faisant un effort d'accommodation à peu près égal à l'hypermétropie acquise. Dans ces conditions d'hypermétropie très-élevée, on sera frappé du faible grossissement de l'image, mais conséquemment aussi de sa merveilleuse netteté (dans le cas de transparence parfaite des milieux). Les vaisseaux apparaîtront sous forme de filets très-déliés, d'une coloration foncée, quelquefois presque noire, qui se détacheront avec une remarquable précision sur le fond grisâtre du décollement (fig. 25).

Si, relâchant complétement son accommodation, on s'adapte à l'aide de verres correcteurs appropriés, convexes, ou concaves au besoin, pour la portion de rétine que l'on veut explorer, il deviendra possible de diagnostiquer, par un simple examen à l'image droite, de légers soulèvements rétiniens, en établissant une comparaison avec la réfraction que présente un point symétrique du fond de l'œil, là où la rétine n'a subi aucun déplacement.

La détermination de la réfraction de la partie la plus proéminente d'un décollement ainsi que celle des portions restées saines permettra d'arriver à la mensuration de la saillie formée par la rétine, en se souvenant, ainsi que nous l'avons indiqué page 112, qu'une réduction de réfringence équivalente à trois dioptries représente une saillie de la partie explorée qui se chiffre environ par un millimètre.

Ainsi, admettons que le fond d'un œil dans ses parties saines se montre emmétrope, si pour voir nettement la portion la plus proéminente d'un décollement dont cet œil est affecté, il faut, en relâchant complétement son accommodation et en se tenant très-près de l'œil observé, faire usage d'un verre convexe n° 6, on en conclura que la saillie formée par la rétine détachée atteint deux millimètres. Dans le cas où cet œil serait non pas emmétrope, mais myope, ce qui se présente en effet le plus ordinairement, la myopie étant par exemple de neuf dioptries, on devrait en déduire que la rétine s'est transportée en avant jusqu'à une distance de cinq millimètres.

Quand on procède à l'exploration d'un décollement de la rétine en se servant de l'*image renversée*, si le soulèvement rétinien ne fait qu'une faible saillie, on pourra avoir à la fois une image sensiblement nette des diverses parties, saines ou décollées, de la rétine (fig. 26), de petites différences de niveau, modifiant peu, dans un examen à l'image renversée, l'adaptation nécessaire pour obtenir une image suffisamment précise. Mais lorsque les bosselures de la rétine détachée proéminent beaucoup, il faut, pour étudier avec précision les portions rétiniennes situées en avant, que l'observateur mette en jeu une plus grande somme d'accommodation ou qu'il se recule davantage de l'œil observé.

Dans ces conditions, on remarquera en outre que l'image, et particulièrement les vaisseaux, apparaissent avec un grossissement sensiblement plus marqué. En sorte que si, examinant d'abord l'œil dans ses parties saines, on s'adapte ensuite progressivement pour des points placés plus en avant, en portant son attention sur un vaisseau, on observera que ce dernier, au lieu d'aller en s'amincissant, semblera dans une partie de son trajet augmenter peu à peu de calibre. Notons toutefois que ce phénomène n'apparaîtra avec netteté que dans les cas où le décollement est très-proéminent.

Du changement de niveau produit par le détachement de la rétine, il résulte que, si dans un examen à l'image renversée on imprime à la loupe un mouvement de latéralité, il s'ensuivra toujours un *déplacement parallactique* inégal de l'image (voy. p. 18). La rétine qui s'est transportée en avant exécutera constamment un déplacement plus accusé que le reste du fond de l'œil, et le décollement semblera se mouvoir au-devant des parties placées plus profondément, le trajet accompli par l'image étant d'autant plus étendu qu'il s'agit de points plus saillants.

On a ainsi à sa disposition un moyen de diagnostic d'une extrême sensibilité. Dans les cas où, comme figure 26, il s'agit d'un faible soulèvement de la rétine, n'entraînant qu'un changement incertain de direction des vaisseaux vers les points où naît le décollement, il sera possible, en étudiant le déplacement parallactique de l'image et en recherchant l'endroit où, lors des déplacements de la loupe, les vaisseaux semblent se tordre, de délimiter avec précision la ligne suivant laquelle s'arrête le décollement.

Dans les cas de décollement de la rétine, l'examen ophthalmoscopique révélera souvent la présence d'autres lésions qui permettront de remonter à la cause de l'affection. Ainsi on observera parfois l'existence de nombreux *flocons* de l'humeur vitrée, le fond de l'œil, à part le décollement rétinien, n'offrant aucune altération notable ; dans quelques cas, on trouvera les restes d'un *épanchement sanguin* du corps vitré, sous la forme de quelques flocons volumineux.

Mais la majeure partie des malades présenteront un *staphylome postérieur* très-étendu et mal limité, résultant d'un haut degré de myopie encore progressive, ainsi qu'on peut le voir sur la figure 26. Une autre lésion que l'on rencontre aussi quelquefois dans des points très-périphériques du fond de l'œil, et que l'on observe très-accusée sur la même figure, c'est la *déchirure de la rétine*. La large communication qui existait ici avec le liquide situé en avant de la rétine par cette plaie étendue de la membrane nerveuse explique pourquoi la rétine ne présentait qu'un faible soulèvement. Par l'entrebâillement de la déchirure, on distinguait nettement la choroïde mise à nu ; les bords de la plaie rétinienne présentaient un reflet argenté très-brillant, et le lambeau triangulaire plissé occupant la concavité de la déchirure proéminait par sa pointe du côté du corps vitré, ainsi qu'on pouvait s'en convaincre en étudiant le déplacement parallactique de l'image.

DU GLIOME DE LA RÉTINE.

Cette grave affection, à une époque où elle n'a pas encore pris un développement tel que la tumeur apparaisse dans le champ de la pupille en donnant à celle-ci un reflet blanchâtre brillant (*œil de chat amaurotique*), peut être reconnue à l'ophthalmoscope par la présence dans la rétine de taches blanchâtres ou d'un blanc jaunâtre réfléchissant vivement la lumière. Bientôt ces foyers isolés au début se fondent entre eux et forment une élevure sur laquelle se voient de nombreux vaisseaux qu'il est aisé de distinguer des branches vasculaires normales de la rétine, ce qui permet d'éviter toute confusion avec un décollement rétinien, rare d'ailleurs chez les enfants. Une affection qui communique également au fond de l'œil un reflet blanchâtre éclatant est la choroïdite parenchymateuse que l'on rencontre particulièrement à la suite de la méningite cérébro-spinale ; mais dans ce cas l'œil a passé antérieurement par une inflammation qui fait défaut au début du gliome de la rétine, et qui a fréquemment laissé des synéchies postérieures plus ou moins nombreuses.

CHAPITRE VI

MALADIES DE LA CHOROIDE.

Parmi les affections choroïdiennes, nous aurons tout d'abord à nous occuper de l'inflammation de la choroïde, c'est-à-dire de la choroïdite proprement dite et de la chorio-rétinite syphilitique ; puis nous envisagerons l'atrophie de cette membrane, que celle-ci soit consécutive à une inflammation ou qu'elle se soit développée primitivement. Nous étudierons ensuite le staphylome postérieur, stationnaire et progressif, ainsi que les complications de la myopie progressive. Après un court exposé des hémorrhagies choroïdiennes, nous donnerons quelques indications sur les tumeurs de la choroïde. Enfin nous terminerons par l'étude des ruptures de la choroïde et du coloboma de cette membrane.

DE LA CHOROIDITE EXSUDATIVE.

Les foyers de choroïdite exsudative se montrent à l'ophthalmoscope avec un aspect variable suivant la période d'évolution à laquelle on les envisage. Au début, les points affectés apparaissent sous la forme de *taches* circonscrites, arrondies, de *coloration variée*, mais d'une apparence *terne*, nécessitant le plus souvent une certaine attention pour être différenciées du restant du fond de l'œil dans lequel elles se perdent par un bord quelque peu indécis. La teinte sous laquelle se présentent ces taches est tantôt *jaunâtre* (particulièrement dans la choroïdite disséminée, surtout chez des sujets blonds) tantôt *noirâtre* (comme on l'observe dans la choroïdite aréolaire), parfois aussi *verdâtre* ou *rougeâtre* (notamment dans la choroïdite centrale), enfin quelquefois encore *blanc grisâtre* (choroïdite éruptive de la chorio-rétinite spécifique à sa période floride).

Si nous exceptons la dernière variété d'ailleurs rare de choroïdite exsudative syphilitique à taches blanchâtres qui se montrent toujours par très-petits foyers (fig. 33), on peut dire que le mal progressant, il se forme bientôt une élevure, un véritable bouton qui proémine du côté de la rétine. A ce moment la tache s'encadre habituellement d'un *cercle de pigment* qui lui donne une délimitation précise et franchement noire, en même temps que le centre, en partie par un effet de contraste, prend une teinte plus claire.

A cette période l'exsudat a atteint son maximum de développement, et dans le cas où il se trouve croisé par un des vaisseaux de la rétine, qui tou-

jours *recouvrent* les taches de la choroïdite, on peut
se convaincre que la branche vasculaire subit un
léger soulèvement au-devant du bouton et qu'en
étudiant le *déplacement parallactique* de l'image
(voy. p. 18), le vaisseau rétinien exécute un mouvement d'ondulation dans lequel le maximum d'excursion correspond à la partie moyenne du trajet
du vaisseau au-dessus de la tache. D'autre part,
lorsque la répartition du pigment dans les membranes profondes de l'œil permettra d'apercevoir
les vaisseaux de la choroïde, on reconnaîtra que
dans le point où siège la tache, ceux-ci se trouvent
recouverts et masqués.

A cette phase exsudative succède, lorsque la choroïdite continue son évolution, la *période regressive*.
Le bouton s'affaisse, et des débris de la structure
choroïdienne sont mis en évidence. Parfois quelques
vaisseaux de la choroïde qui ont échappé à la destruction traversent la tache, de petits amas de pigment restent agglomérés çà et là, pendant que la
sclérotique de plus en plus dénudée apparaît avec
son aspect blanc bleuâtre chatoyant. Les taches qui
ont pris une couleur blanche éclatante, entremêlée
ou entourée d'un dessin irrégulier noir vif, forment
alors un véritable creux dans lequel descendent les
vaisseaux de la rétine sus-jacents, comme on en
peut parfois juger par la courbure de ceux-ci et surtout par le *déplacement parallactique* de l'image
donnant lieu à une ondulation des vaisseaux réti-

niens qui, au centre des taches qu'ils traversent, retardent sur le déplacement des parties voisines. En l'absence de vaisseaux rétiniens, il serait encore possible d'apprécier le changement de niveau résultant de la destruction plus ou moins complète de la choroïde, en faisant usage d'un ophthalmoscope binoculaire qui permettrait de reconnaître les dépressions et les reliefs.

Nous avons dit que la choroïdite exsudative se développait par boutons donnant lieu à des taches plus ou moins régulièrement arrondies, mais lorsque les foyers sont rapprochés, il arrive que plusieurs boutons s'enchevêtrent et se soudent entre eux pour former des taches étendues à contours découpés.

La *rétine* ne participe qu'accessoirement à l'affection de la choroïde. Au début, elle est soulevée par le développement du bouton choroïdien ; plus tard elle se trouve entraînée dans la cicatrice choroïdienne, ainsi que le démontrent les changements de niveau éprouvés par les vaisseaux de la rétine. Quant à la *pupille*, elle ne présente de modification appréciable à l'ophthalmoscope qu'à la période où se forment les exsudats choroïdiens. La congestion dont la choroïde est le siège se révèle en effet par une réplétion anormale des petits vaisseaux provenant du cercle de Haller, et le résultat de cette congestion est une rougeur exagérée couvrant surtout la zone périphérique de la pupille, sans toutefois que celle-ci se trouve atteinte en ce qui regarde sa transparence. Le *corps vitré* ne souffre généralement pas dans sa limpidité, et il est rare que l'on rencontre quelques flocons.

Suivant l'emplacement occupé par les boutons choroïdiens, on distingue diverses variétés de choroïdite exsudative. La *choroïdite disséminée* est caractérisée par la formation de boutons qui se développent vers l'équateur et qui n'atteignent que progressivement le pôle postérieur. La *choroïdite aréolaire* prend pour zone de développement les parties qui entourent la macula et le nerf optique et de là les boutons en se multipliant se dirigent vers la périphérie. Dans la *choroïdite centrale* un seul foyer de choroïdite plastique éclate précisément sur la macula. Toutefois dans cette dernière forme on peut aussi voir deux ou trois taches occuper ce même point du fond de l'œil.

La figure 29 représente une choroïdite disséminée parvenue au terme de son développement. La pupille et les vaisseaux de la rétine, à part les changements de niveau survenus dans les points où ces derniers recouvrent les taches choroïdiennes, ne présentent aucune modification appréciable. Les foyers de choroïdite, de forme variable, souvent arrondie, et d'autant plus nombreux et étendus que l'on considère des points plus périphériques, offrent une couleur blanche éclatante résultant de la dénudation de la sclérotique. Ces taches sont généralement entourées partiellement ou en totalité par

du pigment; fréquemment aussi ce dernier forme
au centre un dessin irrégulier d'étendue variable.
Les taches plus larges que l'on observe à la périphérie particulièrement en bas résultent manifestement de la cicatrice produite par la fusion de
plusieurs boutons développés sur des points très-
voisins.

La choroïdite aréolaire s'accuse par des taches analogues à celles de la choroïdite disséminée, du moins
à une période avancée. Au début, cependant, lorsque
se forment les exsudats, ceux-ci se montrent immédiatement sous la forme de taches noirâtres, tandis
que la coloration jaunâtre appartient plus particulièrement à la choroïdite disséminée. Mais à la période cicatricielle la seule différence avec la figure 29 serait
que, dans une choroïdite aréolaire, on verrait les
mêmes taches agglomérées non plus à la périphérie,
mais vers le pôle postérieur sans toutefois atteindre
la macula.

Lorsqu'on a affaire à une choroïdite centrale, c'est-
à-dire occupant la macula même, on observe le plus
souvent un seul foyer, généralement assez étendu,
qui, au début, affecte dans nombre de cas une coloration jaunâtre mal délimitée. Bientôt la tache se vas-
cularise, se pigmente sur son bord et prend alors une
teinte verdâtre ou rougeâtre. Quand survient la période regressive, on voit, plus souvent que dans les
formes précédentes, la choroïde ne s'atrophier qu'in-
complétement; en sorte que dans la choroïdite cen-

trale il persiste habituellement dans toute l'étendue de la tache un certain nombre de vaisseaux choroïdiens qui tranchent sur le fond blanc formé par la sclérotique mise à nu.

Cette choroïdite centrale, qui peut se développer sur des yeux de toute conformation, ne doit pas être confondue avec celle que l'on voit souvent survenir dans les hauts degrés de myopie sur la région de la macula et qui sera ultérieurement décrite.

Une autre dénomination est encore appliquée à la choroïdite suivant la forme affectée par les taches exsudatives. Ainsi on distingue une *choroïdite en bandelette* lorsque les points malades donnent lieu à une bande continue limitée par deux lignes parallèles. Sur la figure 36, où il existe diverses altérations choroïdiennes, on peut voir au côté interne de la pupille deux traînées de choroïdite en bandelette, développées chacune au-dessous d'un vaisseau de la rétine. La plus courte, celle qui siège en bas de la pupille, est abondamment pourvue de pigment, l'autre très-étendue, qui se porte obliquement en haut, laisse apercevoir par places des vaisseaux choroïdiens, tandis que sur d'autres points la sclérotique se trouve presque dénudée.

La variété des images fournies par la choroïdite est considérable, et cela sans cependant que la maladie elle-même change. On conçoit en effet que lorsque les foyers se multiplient et s'enchevêtrent en quelque sorte les uns dans les autres, on peut avoir les images les plus bizarres. En outre, sur un même œil, on rencontre parfois des boutons à toutes les périodes de leur évolution. Il est encore possible de voir certaines taches offrir dans leurs divers points une phase différente de développement. D'autre part lorsque plusieurs boutons rapprochés s'atrophient à la fois, ils exercent à la longue une action sur le voisinage. Le pigment de la couche épithéliale subit un dérangement plus ou moins considérable, de manière à laisser voir dans une mesure variable le dessin de la choroïde. Les éléments pigmentés du stroma choroïdien disparaissent à leur tour et les vaisseaux de la choroïde deviennent de plus en plus manifestes ; parfois même ces derniers s'oblitèrent et ne s'accusent plus que par des traînées blanchâtres. Ces altérations produites par le tiraillement qui résulte de la rétraction de taches voisines constituent la *choroïdite atrophique par traction.*

La figure 30 représente une choroïdite généralisée laissant voir des taches de toutes formes et à des périodes variées d'évolution. Au côté externe de la macula se voient des taches noirâtres à bords indécis qui sont des boutons de choroïdite à la phase exsudative. En bas certaines de ces taches s'éclaircissent déjà à leur centre, le pigment se trouvant rassemblé à la périphérie. En haut sur plusieurs points la sclérotique semble presque complétement dénudée, et des taches noires tranchent avec éclat sur un fond blanc chatoyant. Entre la macula et la pupille se trouve un enchevêtrement formé par des dessins blancs et noirs à contours tourmentés et déchiquetés résultant de la rétraction cicatricielle de nombreux boutons développés dans cette région. Tout autour de cette zone et aussi au côté interne de la pupille, on observe les signes de la choroïdite atrophique par traction, c'est-à-dire des traînées parallèles qui ne sont autres que les vaisseaux choroïdiens mis à nu, ces derniers conservant tantôt une teinte rouge qui montre que la circulation se fait encore, ou se présentant sur d'autres points sous forme de lignes blanches et droites qui indiquent qu'il y a eu oblitération.

DE LA CHORIO-RÉTINITE SPÉCIFIQUE.

L'image ophthalmoscopique de la chorio-rétinite spécifique se présente sous un aspect tout à fait caractéristique, du moins à la période floride. Au début, ce qui frappe tout d'abord c'est l'absence complète de lésions tranchées attirant le regard de l'observateur ; nous n'avons dans ce cas ni hémorrhagies, ni taches exsudatives de la rétine ou de la choroïde. Ici tout se borne, et il est souvent nécessaire pour le reconnaître d'examiner le malade avec attention, à un *léger nuage* enveloppant la pupille, et qui s'étend à une distance de un diamètre et demi à deux diamètres pupillaires et se prolonge le long des gros vaisseaux (fig. 32).

Ce trouble des membranes profondes de l'œil a
pour effet de jeter un voile plus ou moins accusé sur
les limites de la pupille, particulièrement du côté
interne où se porte la masse des fibres nerveuses.
Tandis que le bord externe de la pupille peut néanmoins être encore assez exactement perçu, il arrive
parfois qu'on éprouve quelque difficulté pour différencier dans sa partie interne la pupille de la
rétine voisine (fig. 32). Si on étudie à un fort grossissement la rétine au pourtour de la pupille, tout
détail échappe, et on ne voit pas autre chose qu'un
nuage blanc grisâtre ou gris bleuâtre qui se mélange
avec la coloration rouge générale du fond de l'œil.

Le trouble qui masque à un degré variable les
limites pupillaires recouvre également les vaisseaux
à partir de leur point d'émergence jusqu'à une petite
distance de la pupille. Dans cette partie de leur trajet,
la double ligne rouge qui trace les limites des vaisseaux est souvent indistincte ; mais au delà les
branches vasculaires de la rétine, ainsi que cette dernière membrane, reprennent leur aspect ordinaire
(fig. 32). Un autre point du fond de l'œil qui devient
parfois le centre d'un trouble analogue à celui qui
entoure la pupille est la macula. Dans quelques cas,
en effet, on peut constater la présence d'un léger
halo recouvrant cette région.

Quant au diamètre des vaisseaux rétiniens il ne
subit guère à cette période de modification ; à peine
si dans quelques cas on peut noter un certain état

de réplétion des veines. La pupille ne présente non plus aucune altération appréciable dans sa coloration ou son niveau.

Cet état du fond de l'œil suffirait déjà à caractériser nettement la chorio-rétinite spécifique. Mais il existe encore constamment du côté du corps vitré des altérations qui ne sont pas moins significatives. On trouve toujours, en effet, dans le corps vitré des *opacités* nombreuses très-fines, qui s'accusent sous forme d'un pointillé comparable à de la *poussière*. Ces opacités particulières, qui occupent le segment postérieur du corps vitré, ne peuvent être exactement reconnues qu'en procédant à un examen ophthalmoscopique à l'aide d'un miroir plan comme nous l'avons déjà indiqué (voy. p.34). Si, éclairant la pupille à l'aide de ce simple miroir, on fait exécuter à l'œil observé quelques mouvements, on verra alors passer dans le champ pupillaire un flot d'opacités semblables à des points, que l'on ne saurait mieux comparer qu'à de la poussière chassée par le vent.

Ces flocons sont d'une telle finesse qu'il est souvent nécessaire pour les apercevoir de regarder avec une grande attention, en se tenant très-près de l'œil du malade; à une plus grande distance ils échapperaient aisément. Il arrive même, si on a affaire à un sujet dont l'œil est très-pigmenté, que ces flocons, qui ne s'accusent que par des points plus foncés, ne tranchent que fort peu sur la coloration rouge sombre formée par les membranes profondes. Dans ce cas, il peut

10

être utile pour les voir avec précision, de faire diriger l'œil du malade obliquement de telle manière que l'on obtienne pour fond la pupille, qui donne lieu à un reflet d'un rouge plus clair sur lequel les opacités se détachent alors avec une bien plus grande netteté.

Ces opacités en poussière persistent pendant toute la durée de l'affection, et permettent, lorsqu'à une période avancée l'image ophthalmoscopique subit de profondes modifications, de reconnaître encore la nature du mal. Il est vrai que dans les chorio-rétinites spécifiques anciennes il peut se surajouter des opacités floconneuses plus ou moins nombreuses, mais la poussière caractéristique ne fait jamais défaut.

Les opacités du corps vitré, propres à la chorio-rétinite spécifique, sont tellement fines qu'elles sont aisément percées par une lumière un peu intense, ainsi qu'on peut s'en assurer en faisant usage d'un miroir ophthalmoscopique concave. Dans ce cas, elles échappent complétement, en général, à l'examen. Aussi ne peuvent-elles en aucune manière expliquer le trouble qui occupe la rétine au pourtour de la pupille; d'ailleurs, il est bien facile de se convaincre que les vaisseaux de la rétine dans les parties périphériques présentent une netteté sensiblement parfaite, bien que l'exploration se fasse à travers un corps vitré dont la transparence est atteinte au même degré.

Après avoir persisté un temps variable, il peut se

faire que la chorio-rétinite spécifique disparaisse
sans laisser de traces appréciables. Le nuage qui
entoure la pupille se dissipe, et le corps vitré recouvre, quoique plus tardivement, sa transparence.
Plus fréquemment, le mal ayant traîné des mois, des
années même, on voit les vaisseaux rétiniens s'amin-
cir et une *atrophie jaune* de la pupille (voy. p. 145)
se développer, caractérisée par sa coloration particulière, la réduction sensible du calibre des vaisseaux (principalement des artères) et par l'absence
de tout *affaissement* atrophique du disque nerveux.

A la période où il n'existe encore qu'un léger
halo péri-pupillaire, sans amincissement des vaisseaux, ni décoloration marquée de la pupille, il arrive, dans quelques cas assez rares il est vrai, qu'il
se développe une forme de choroïdite toute particulière caractérisée par l'apparition de petites taches
arrondies, d'égale dimension, d'une coloration blanc
grisâtre, et qui se rassemblent par groupes occupant
certaines parties circonscrites du fond de l'œil. Il
s'agit là d'une sorte de *choroïdite éruptive* rappelant
les manifestations de la syphilis que l'on observe au
cours de cette affection du côté de la peau.

La figure 33 offre un exemple de cette éruption
de taches choroïdiennes apparues pendant l'évolution d'une chorio-rétinite spécifique encore à sa période floride. Les limites pupillaires sont légèrement
indécises. Les vaisseaux rétiniens présentent un calibre qui semble tout à fait normal, mais la pupille

paraît cependant avoir déjà quelque peu blanchi.
Dans des points périphériques situés en bas (image
renversée) on voit plusieurs groupes de petites taches blanchâtres qui toutes se présentent sous un
aspect semblable, et au-devant desquelles passent les
vaisseaux rétiniens qui se montrent avec une netteté
parfaite, sans modification appréciable dans leur
parcours. On rencontre également dans la même
région plusieurs traînées de choroïdite atrophique
avec dénudation et oblitération des vaisseaux choroïdiens qui apparaissent sous forme de lignes blanchâtres.

A la période où se montrent les signes d'une
atrophie jaune de la pupille, on observe, chez un
certain nombre de malades, particulièrement si on
porte son attention sur des points périphériques,
qu'en même temps qu'il se produit un léger dérangement de la couche épithéliale le pigment fuse
dans la rétine sous forme de petites taches noires
déchiquetées, semblables à celles qui caractérisent la
dégénérescence pigmentaire (fig. 24). Cette migration
de pigment dans la rétine, démontrant l'atrophie et
la rétraction de celle-ci, pourra donner lieu à une
image ophthalmoscopique fort peu différente de celle
de la dégénérescence pigmentaire ; toutefois la chorio-rétinite spécifique regressive s'en distinguera, en
général, par une répartition moins régulière du pigment, par la présence de taches plus grosses, arrondies, siégeant alors dans la choroïde, et surtout

par la persistance d'opacités en poussière dans le corps vitré.

D'autres fois, la chorio-rétinite spécifique, après avoir longtemps persisté, aboutit à des altérations d'un aspect tout différent. On voit apparaître en effet des taches qui ne sont autres que celles de la *choroïdite disséminée*. Néanmoins on reconnaîtra la terminaison d'une chorio-rétinite spécifique, et on ne confondra pas avec une choroïdite disséminée simple (fig. 29), d'abord par une exploration attentive du corps vitré dans lequel on retrouvera des opacités en poussière ; ensuite par l'état de la pupille qui, au lieu de présenter un aspect sensiblement normal, montrera une indécision plus ou moins marquée de ses bords avec décoloration variable de son tissu. D'autre part en étudiant soigneusement les foyers de choroïdite, on verra que sur certains points le pigment formera une traînée accompagnant dans une étendue plus ou moins grande quelques branches vasculaires de la rétine, et que nombre des taches véritables de choroïdite suivront particulièrement les vaisseaux rétiniens le long desquels elles sembleront comme appendues.

Enfin dans un dernier mode de terminaison de la chorio-rétinite spécifique à forme grave, le trouble du corps vitré devient de plus en plus épais au point de rendre fort difficile ou même impossible l'exploration du fond de l'œil. Dans le cas où l'examen ophthalmoscopique peut encore être pratiqué, on re-

10.

connaît souvent que des hémorrhagies se sont faites
dans les membranes profondes. Puis lorsque le corps
vitré s'est suffisamment éclairci, on constate que
celui-ci est devenu le siège d'une *dégénérescence
fibreuse*, caractérisée par des productions grisâtres
ou bleuâtres qui s'étendent au-devant de la rétine
en se dirigeant vers la macula, ou qui parfois proéminent dans le corps vitré pour figurer comme les
ailes d'un papillon.

Si on examine ces malades après plusieurs années
on peut à peine retrouver dans certains points
quelques fins vaisseaux rétiniens ; ailleurs ils sont
recouverts par les traînées fibreuses du corps vitré,
qui, elles, sont dépourvues de branches vasculaires.
Dans le cas où la pupille n'est pas masquée par les
produits développés dans l'humeur vitrée, on constate l'atrophie pupillaire la plus complète. Ce sont
ces chorio-rétinites spécifiques anciennes avec dégénérescence du corps vitré qui ont été décrites, par
une fausse interprétation de l'image ophthalmoscopique, sous le nom de *rétinite proliférante.*

DE L'ATROPHIE CHOROIDIENNE.

L'atrophie choroïdienne est, comme nous venons
de le voir, une terminaison de la choroïdite exsudative, mais la disparition des éléments de la choroïde
peut aussi être une affection primitive, non précédée
de produits plastiques. C'est grâce à l'atrophie si-

multanée de la couche épithéliale, interposée au-devant de la choroïde, que cette affection peut être
reconnue et suivie à l'aide de l'ophthalmoscope.

La destruction des diverses couches de la choroïde et des cellules hexagonales pigmentées qui
constituent l'épithélium rétinien est susceptible d'atteindre à la fois, et à un degré sensiblement égal,
toute l'épaisseur de la choroïde, ainsi que la couche
épithéliale, de manière à dénuder graduellement
la sclérotique, sans que le dessin de telle portion
de la choroïde apparaisse plus spécialement. On voit
alors les parties affectées s'accuser par une coloration
plus claire, d'une blancheur variable suivant le degré
auquel est parvenue l'atrophie, mais sans qu'aucun
détail de la structure choroïdienne ne soit mis à découvert. C'est cette forme d'atrophie généralisée à toute
l'épaisseur de la choroïde que l'on observe particulièrement dans le *glaucome*, où elle se trouve localisée
au pourtour de la pupille (fig. 14). Chez les personnes
âgées il n'est pas rare de rencontrer une semblable
zone d'*atrophie choroïdienne péripupillaire*, se terminant par un bord diffus (arc sénile choroïdien).

Plus habituellement, le processus atrophique
envahit la choroïde en marchant de la couche épithéliale vers la sclérotique, de manière qu'après disparition des cellules épithéliales et des couches antérieures de la choroïde, le stroma et les vaisseaux
choroïdiens apparaissent avec une extrême netteté.
La circulation dans les gros troncs vasculaires de la

choroïde ne paraît pas tout d'abord souffrir, mais plus tard ceux-ci cessent de recevoir du sang et ne se montrent plus que sous forme de *cordons blan-châtres*, séparés par des espaces plus ou moins foncés suivant le degré d'atrophie de la charpente choroïdienne elle-même. À une période plus avancée il ne persiste plus au-devant de la sclérotique que quelques vestiges des éléments de la choroïde qui se traduisent par un léger dessin irrégulier interrompant le reflet blanc tendineux fourni par la sclérotique. Les vaisseaux de la rétine passent au-dessus de ces taches, sur lesquelles ils tranchent avec une grande netteté et montrent à peine un faible changement de niveau au moment ou ils franchissent le bord des parties malades.

Ces atrophies choroïdiennes atteignent parfois une portion parfaitement *circonscrite* de la choroïde sans que l'on observe au fond de l'œil d'autre lésion, et le siège de prédilection pour cette altération est la région de la *macula*. Les parties affectées, qui présentent une étendue mesurant souvent deux diamètres pupillaires et même davantage, montrent une forme arrondie parfois très-régulière. Il n'est pas rare non plus de voir une semblable lésion ayant envahi symétriquement les deux yeux.

La figure 31 montre l'œil droit (image renversée) d'un malade chez lequel il existait une pareille altération choroïdienne sur les deux yeux. La plupart des vaisseaux de la choroïde mis à découvert étaient oblitérés et s'accusaient sous forme de cordons blanchâtres, les plus amincis affectant une direction presque *rectiligne*. Quelques vaisseaux parmi les plus volumineux recevaient cependant encore du sang, mais la colonne sanguine n'occupait que le centre du vaisseau, les parois épaissies et opaques, par suite de la *sclérose* dont elles étaient atteintes, formant de chaque côté une large ligne blanche très-nette. On remarquera que ces vaisseaux, dans lesquels se fait encore une circulation, s'arrêtent presque tous brusquement par une extrémité arrondie, également contournée par la ligne blanchâtre représentant la paroi. Cette interruption dans le trajet du vaisseau résulte de la pénétration de celui-ci à travers la sclérotique. La portion affectée de choroïdite forme une tache circulaire qui s'arrête par une ligne très-nette tranchant sur des parties saines. En haut et en bas on voit deux petites branches vasculaires de la rétine qui passent au-devant de la tache.

L'atrophie de la choroïde accompagne le plus souvent d'autres altérations des membranes profondes de l'œil, ainsi sur la figure 33, représentant une chorio-rétinite spécifique, on constate en bas plusieurs plaques très-rapprochées d'atrophie choroïdienne à bords *diffus*. Les vaisseaux choroïdiens sont exsangues et s'accusent par des traînées blanchâtres parallèles. Une atrophie choroïdienne diffuse est surtout marquée au voisinage de la pupille et du staphylome postérieur, dans le cas représenté figure 36, mais le processus atrophique a aussi gagné, quoique, à un plus faible degré, une grande étendue du fond de l'œil, comme le montre l'apparition des gros troncs de la choroïde dans lesquels le sang n'a pas cessé de circuler ainsi que l'indique leur coloration.

Le malade dont il s'agit ici (fig. 36) était atteint d'un très-haut degré de myopie, accompagné nécessairement d'une distension des membranes de l'œil, aussi cette forme d'atrophie choroïdienne est-elle désignée sous le nom de *choroïdite atrophique par traction*. Nous avons vu dans le chapitre précédent qu'une semblable variété de lésion choroïdienne peut aussi se montrer au voisinage d'un groupe de boutons de choroïdite, lorsque ces derniers entrent dans la période de cicatrisation, ce que permet de voir la figure 30 (voy. p. 166).

Dans quelques cas il semble que l'atrophie se concentre tout d'abord, par une marche inverse, vers les parties externes de la choroïde de manière qu'au moment où la couche épithéliale disparaît, elle laisse aussitôt apparaître une tache d'un *blanc éclatant* formée par la dénudation presque complète de la choroïde. Ces sortes de taches, de forme variable, ordinairement plus ou moins régulièrement arrondies, sont habituellement limitées par une ligne très-nette. La figure 36 montre un groupe de taches semblables vers la région de la macula. Sur le foyer le plus étendu on voit passer un petit vaisseau de la rétine qui s'y ramifie. Plusieurs de ces taches sont aussi recouvertes par un vaisseau de la choroïde ayant échappé à la destruction. La distinction entre ces deux ordres de vaisseaux est aisée à établir, il suffit de suivre la branche vasculaire qui traverse la tache, les vaisseaux rétiniens seuls se rendent à la pupille et présentent en outre un contour d'un rouge plus intense limitant un intervalle plus clair.

DU STAPHYLOME POSTÉRIEUR.

On désigne sous le nom de *staphylome postérieur* une perte des éléments de la choroïde au voisinage de la pupille avec laquelle la tache ainsi formée, tranchant généralement par une coloration plus claire, se trouve en contact. Cet état accompagne habituellement la myopie sans toutefois lui appartenir exclusivement ; car des yeux myopes peuvent être dépourvus de staphylome postérieur et par contre celui-ci est susceptible de se montrer dans des cas d'emmétropie ou même d'hypermétropie.

Le staphylome postérieur revêt généralement la forme d'un *croissant* dont la concavité embrasse le côté externe de la pupille et dont la convexité a sa partie la plus saillante tournée vers la macula, en sorte que dans un examen à l'image renversée on trouve le staphylome en dedans de la pupille et légèrement en haut (fig. 9, 27, 35). Il est beaucoup

plus rare que le staphylome se montre directement
en haut ou en bas de la pupille et on ne l'observe
guère à son côté interne. L'étendue occupée par le
staphylome est très-variable ; parfois il est constitué
par une étroite bandelette dépassant à peine la largeur d'un anneau sclérotical, dans d'autres cas il excède le diamètre de la pupille.

Le staphylome postérieur peut être congénital et
résulter d'un arrêt de développement de la choroïde.
Il rentre alors dans la catégorie des anomalies dé-
signées sous le nom de *coloboma de la choroïde*
dont nous parlerons plus loin. Lorsqu'on rencontre
chez des jeunes sujets un staphylome postérieur
d'une extension telle qu'il serait difficile d'admettre
qu'il ait pu déjà prendre un pareil développement,
surtout si ce staphylome, recouvrant une portion de
sclérotique légèrement refoulée en arrière, tranche
nettement sur des parties saines et s'arrête avec
précision par un bord pigmenté qui se continue
sans transition pour envelopper le bord pupillaire
opposé à celui occupé par le staphylome, on est en
droit de regarder cet état comme congénital et de la
nature du coloboma.

La figure 27 offre un exemple d'un pareil staphylome. Comme il arrive le plus souvent la choroïde
ne fait pas complétement défaut, mais on retrouve
dans toute l'étendue du staphylome, et tranchant
sur un fond blanc qui réfléchit vivement la lumière,
un dessin de petites taches noires qui reproduit le

mode de pigmentation que l'on observe dans tout le
fond de l'œil. Si l'on étudie la marche des vaisseaux
rétiniens au moment où ils franchissent le bord du
staphylome, on voit que les petites branches vasculaires surtout subissent un léger changement de direction pour rentrer dans le niveau des parties
saines, le staphylome occupant un plan plus reculé;
ce que révèle d'ailleurs aussi le *déplacement parallactique* de l'image (voy. p.18) par une ondulation des
vaisseaux à la limite du staphylome.

Mais dans la majorité des cas le staphylome postérieur n'a pas pour point de départ une pareille
origine ; le plus souvent, sous l'influence d'une pré-
disposition héréditaire, il se développe progressivement pour constituer une altération *acquise*. Dans
ces conditions, le staphylome se présente sous un
aspect différent suivant le degré de développement
qu'il a atteint. L'atrophie qui engendre cette altération débute par la couche épithéliale et atteint consécutivement la choroïde en marchant d'avant en
arrière.

Dans l'étendue en croissant que doit occuper le
staphylome, on voit d'abord apparaître, par suite
de la destruction de la couche épithéliale, le dessin
du stroma de la choroïde ; puis les vaisseaux choroïdiens mis à nu s'oblitèrent et s'accusent par des
traînées blanches séparées par des espaces plus ou
moins pigmentés (fig. 9). A cette période, il peut se
faire, si la choroïde est très-pigmentée, que le crois-

11

sant occupé par le staphylome, loin de revêtir une
coloration plus claire, tranche au contraire sur le
fond de l'œil par un ton plus foncé. Presque constamment on voit, dès le début, que du pigment en
quantité variable s'amasse sur le bord du staphylome
et en précise la limite (fig. 9).

A un degré plus avancé, les éléments de la choroïde se raréfient de plus en plus. Les espaces pigmentés, qui séparaient les interstices occupés par les
vaisseaux choroïdiens, palissent, et l'emplacement
de ces derniers, d'abord très-net, s'efface graduellement. Enfin la sclérotique presque dénudée se
montre avec un éclat particulier, mais reste cependant toujours recouverte par quelques *vestiges de la
choroïde* qui se traduisent par un léger dessin ta-
cheté irrégulier (fig. 35). Sur ce fond blanc plus ou
moins pur se terminant du côté de la macula par
une ligne pigmentée de largeur variable, les vaisseaux de la rétine situés au-devant tranchent avec
une remarquable netteté, et de petites branches vasculaires qui n'auraient guère été visibles dans les
conditions ordinaires apparaissent avec une grande
précision (fig. 34). Lorsque le staphylome n'a pas
pris un développement exagéré, on n'observe guère
de changement de niveau dans la portion correspondante de la sclérotique, et les vaisseaux rétiniens
ne font sur le bord du staphylome qu'une ondulation
presque insensible pour passer dans le niveau des
parties saines.

L'*anneau sclérotical*, dans le cas où il a préexisté, se distingue nettement par sa teinte blanche du staphylome postérieur (fig.9), mais à condition toutefois que la raréfaction de la choroïde n'ait pas été poussée trop loin. Lorsque la sclérotique n'est plus recouverte que par quelques restes des éléments choroïdiens, le staphylome peut se fondre et se continuer avec l'anneau sclérotical, sans qu'il soit possible d'établir une limite (fig. 35). Mais ceci ne se présente guère que dans des cas où il s'agit d'un staphylome offrant un certain développement.

On ne confondra pas un anneau sclérotical un peu développé occupant seulement le côté temporal de la papille avec un staphylome postérieur très-restreint, par la raison que dans un staphylome, surtout s'il est peu étendu, il persistera toujours quelques traces de la choroïde, tandis que l'anneau sclérotical ne sera formé par autre chose que la sclérotique à nu recouverte seulement par la rétine.

Un staphylome postérieur, même étendu, s'il se délimite très-nettement et coupe sur des parties tout à fait saines, doit être considéré comme *stationnaire*, la myopie, dont il est l'accompagnement ordinaire, ayant elle-même atteint un développement qui ne menace guère d'être franchi. Mais des conditions opposées indiquent que le staphylome et par suite la myopie sont en voie de progression.

DU STAPHYLOME POSTÉRIEUR PROGRESSIF.

Le *staphylome postérieur progressif* est caracté-
risé par l'apparition, auprès d'un staphylome antérieurement développé, d'une nouvelle zone d'atrophie
choroïdienne qui, sous la forme d'un second croissant,
vient envelopper le premier. Cette portion de choroïde, affectée à son tour, passe par les mêmes
phases que le staphylome primitif. La couche épithéliale disparaît d'abord pour laisser voir peu à peu le
détail de la structure choroïdienne. L'étendue de
choroïde qui doit être frappée d'atrophie, d'abord
indécise, se délimite bientôt avec précision par une
accumulation de pigment à sa périphérie ; puis les
vaisseaux de la choroïdie s'oblitèrent et le stroma
disparaît graduellement.

Pendant que ce nouveau staphylome s'est développé, l'atrophie s'est de plus en plus accusée sur le
premier, et peu à peu les deux staphylomes se
soudent en un seul. Toutefois on peut encore pendant un certain temps reconnaître que ce staphylome
n'a pas atteint d'emblée l'étendue qu'il occupe, mais
qu'il a passé par deux étapes, ce que démontre, d'a-
bord la présence de deux zones d'atrophie à un degré différent de développement, et plus tard la persistance plus ou moins accusée de la limite pigmentée
du premier staphylome, mais qui par la suite tend
progressivement à s'effacer.

La fig. 28 montre un exemple remarquable d'un staphylome postérieur progressif. On peut distinguer nettement trois zones concentriques d'atrophie choroïdienne à des degrés différents de développement : la plus ancienne laisse à peine reconnaître quelques vestiges du stroma choroïdien, la seconde montre encore avec précision les vaisseaux choroïdiens oblitérés, enfin la troisième n'est accusée que par une perte de la couche épithéliale et une légère atteinte des éléments de la choroïde. Ces trois zones sont arrêtées par un bord pigmenté plus ou moins marqué. Sur la fig. 26 on peut voir encore un staphylome postérieur qui s'est développé en deux fois. Le croissant le plus externe montre une décoloration moins accusée que l'interne, dont il est séparé par un interstice pigmenté.

A mesure qu'un nouveau staphylome vient s'adjoindre au premier pour en accroître la largeur, il tend à envelopper une plus grande étendue de la circonférence de la papille, mais en même temps aussi on observe que, généralement, le staphylome définitif n'offre plus une forme aussi régulièrement arrondie, celui-ci montrant sur certains points des parties plus saillantes. Tel est le staphylome postérieur de la fig. 34, lequel a déjà contourné près des trois quarts du bord papillaire ; le staphylome de la fig. 36 présente encore une plus grande irrégularité.

A un degré de développement plus avancé, le sta-

phylome arrive à circonscrire toute la circonférence
de la papille et devient alors *annulaire*, tout en
conservant cependant, ordinairement, son maximum
de développement du côté temporal (fig. 8). A cette
période il ne subsiste guère que quelques rares vestiges de la choroïde, et la sclérotique se trouve
presque complétement dénudée, ce que révèle l'éclat
de l'image ophthalmoscopique.

Cet enveloppement de la papille par le staphylome
n'est cependant pas nécessairement lié à l'étendue
en largeur occupée par celui-ci. On peut voir de
très-larges staphylomes qui restent circonscrits à une
partie de la papille (fig. 36), et d'autre part d'étroits
staphylomes sont susceptibles de prendre une forme
annulaire. Ainsi dans le cas représenté fig. 31, il
s'agit d'une myopie qui ne dépasse pas trois dioptries
et cependant le staphylome d'une faible largeur a
contourné la papille.

Lorsque le staphylome a pris un grand développement, qu'il soit ou non devenu annulaire, et que la
choroïde a presque totalement disparu dans l'étendue affectée, toutes ces altérations se sont néanmoins produites sans qu'à aucune période on n'ait
observé de traces d'une véritable inflammation. Cet
état résulte d'un processus atrophique primitif, consécutif à la distension des membranes de l'œil, et la
désignation de *scléro-choroïdite postérieure*, que
l'habitude fait encore prévaloir, n'est nullement jus-
tifiée.

A un tel degré de destruction de la choroïde et des couches externes de la rétine, la sclérotique a subi dans l'étendue du staphylome un refoulement en arrière (*sclérectasie*) qui se traduit par une incurvation plus ou moins accusée des vaisseaux rétiniens sur le bord du staphylome (fig. 8) et par une ondulation caractéristique de ces vaisseaux sur le même point lorsqu'on étudie le *déplacement parallactique* de l'image (voy. p. 18). Mais en outre on observe encore fréquemment vers la partie moyenne du staphylome, et suivant une direction parallèle au bord temporal de la papille, un *reflet* souvent bordé d'une ligne ombrée (fig. 8, 36), qui est la conséquence du creux formé par la sclérotique et du plissement plus ou moins brusque que fait celle-ci pour rejoindre les parties voisines. Les vaisseaux de la rétine en franchissant ce sillon affectent une courbure, comme on peut surtout le voir sur la fig. 36, qui vient encore en démontrer la nature.

Dans les staphylomes postérieurs très-étendus, il est rare que la choroïde ne montre pas, surtout au voisinage du staphylome, une *atrophie diffuse* plus ou moins marquée, s'accusant par un degré variable de décoloration du fond de l'œil et par l'apparition des gros troncs vasculaires de la choroïde (fig. 34, 36). Ceux-ci peuvent même montrer un développement exagéré, indiquant un état congestif de la choroïde, dans les parties où l'atrophie a respecté les voies circulatoires. Il arrive encore assez

souvent dans ces larges staphylomes que quelques
branches choroïdiennes ont échappé à la destruction,
et que, gorgées de sang, elles tracent sur le fond blanc
éclatant résultant de la dénudation de la sclérotique,
une ligne rouge rubanée qui, venue de la choroïde,
y retourne, après avoir décrit des sinuosités plus ou
moins nombreuses (fig. 34, 36).

Des groupes de vaisseaux choroïdiens dilatés et
pressés les uns contre les autres sont susceptibles
de former, en dehors du staphylome ou sur celui-ci
même (fig. 34), des *plaques rouges* qui au premier
abord peuvent simuler des hémorrhagies. Mais on
observera que ces plaques s'arrêtent par des l'gnes
très-précises et qu'elles affectent une coloration
rouge uniforme. En outre si on les observe avec
un suffisant grossissement on reconnaîtra qu'elles
sont constituées par des vaisseaux juxtaposés.

Dans le cas où le staphylome postérieur atteint un
pareil développement, on observe presque constamment dans les parties les plus reculées du corps vitré
des *opacités* floconneuses ou filamenteuses en
nombre variable. Ces opacités peuvent être cons-
tatées par un examen à l'image droite pratiqué
surtout avec le miroir plan, ou par un examen à
l'image renversée, qui en y adjoignant le *déplacement parallactique* permettra par l'excès du déplacement des flocons par rapport au fond de l'œil, de
se rendre compte de la distance qui les sépare des
membranes profondes (voy. p. 36). La rapidité avec

laquelle se meuvent ces opacités à la moindre impulsion de l'œil démontre qu'elles nagent dans un liquide très-fluide (*synchisis*) ; en réalité elles occupent, non pas le corps vitré, mais un liquide séreux interposé entre la rétine et le corps vitré détaché par suite de l'élongation de l'axe antéropostérieur de l'œil.

DES COMPLICATIONS DE LA MYOPIE PROGRESSIVE.

Lorsque la myopie a atteint un certain développement, habituellement un assez haut degré, il arrive dans nombre de cas que, à part la formation d'un staphylome postérieur plus ou moins étendu, il se développe des altérations choroïdiennes qui prennent alors pour siège presque constant la région de la *macula*. Ces lésions peuvent être de nature atrophique ou inflammatoire, et assez souvent même elles revêtent à la fois ces deux caractères.

Quelque extension que puisse prendre un staphylome postérieur (fig. 36) dans un cas de myopie progressive, il n'atteint jamais cependant directement la macula. Après qu'il s'est accru, jusqu'à un degré variable suivant les sujets, par addition de nouvelles zones d'atrophie choroïdienne concentriques et successives, le staphylome s'arrête. Chez un certain nombre de malades, on voit alors apparaître, au voisinage du staphylome et en dehors de celui-ci, sou-

11.

vent même précisément sur la macula (fig. 36), des *foyers circonscrits d'atrophie choroïdienne* qui mettent d'emblée presqu'à nu la sclérotique.

Ces taches blanches, brillantes, se coupent par une ligne très-nette sur les parties voisines, et offrent une forme plus ou moins régulièrement arrondie ou ovalaire. Elles présentent parfois sur leurs bords, ou dans un point central, de petites accumulations de pigment, et sont aussi susceptibles d'être traversées çà et là par un vaisseau choroïdien qui, ayant échappé à la destruction, tranche par sa coloration rouge sur le fond blanc éclatant de la tache (fig. 36).

A mesure que ces foyers atrophiques s'étendent, les taches voisines arrivent en contact et se soudent entre elles, pour donner lieu à des plaques irrégulières, de largeur plus ou moins considérable. Les taches voisines du staphylome se fondent de la même manière avec celui-ci et lui communiquent parfois les formes les plus bizarres, le staphylome présentant alors sur certains points des prolongements constitués par une série de taches arrondies réunies en chapelet. Ce n'est en réalité que par la juxtaposition de plaques atrophiques de la choroïde, développées primitivement isolément, que le staphylome arrive ainsi à gagner la région de la macula.

A un haut degré de développement, on peut voir que toutes les taches atrophiques, de plus en plus étendues, et le staphylome s'étant réunis, tout le pôle postérieur se trouve occupé par une immense

plaque blanchâtre qui englobe la papille. Dans de
telles conditions, on conçoit que le processus atrophique envahit aussi dans une large mesure la rétine sous-jacente et retentit bientôt sur la *papille*
qui ne tarde pas à montrer les signes de l'atrophie.

Chez certains myopes les lésions choroïdiennes
qui se montrent du côté de la macula affectent un
caractère tout différent, c'est alors à une *choroïdite
exsudative* que l'on a affaire. Cette inflammation de
la choroïde, propre à la myopie, est remarquable par
le type presqu'uniforme qu'elle affecte. Le mal débute par une tache unique, arrondie, d'un noir
sombre, occupant précisément la macula. Après un
temps variable, il vient, dans la plupart des cas,
s'adjoindre à cette tache exsudative un foyer apoplectique qui l'enveloppe et étend le cercle de la lésion. On voit alors au centre une tache sombre et
autour une zone rouge formée par l'hémorrhagie.

Plus tard l'épanchement sanguin se résorbe, mais
laisse une destruction plus ou moins accusée de la
choroïde sous forme d'un anneau qui tranche en
clair sur les parties voisines ; en outre à la périphérie de l'étendue qui a été couverte par le sang il
persiste une ligne pigmentée. Quant à la tache exsudative même elle disparaît à son tour, mais elle est
habituellement remplacée à son centre par une plaque
blanc jaunâtre résultant d'une atrophie de la choroïde qui n'a laissé qu'une mince pellicule, tandis
qu'à la périphérie on trouve un anneau de pigment.

Alors que l'évolution de cette choroïdite circonscrite sur la macula est depuis longtemps terminée, il
est toujours aisé, par les résidus qu'elle a laissés, de
se retracer les phases par lesquelles elle a passé.
C'est ce que montre précisément la figure 35. Sur la
macula on voit une tache blanchâtre limitée à sa périphérie par une ligne pigmentée indiquant jusqu'où
s'est étalé le sang qui a autrefois occupé ce point.
Au milieu de la tache un anneau de pigment trace
les limites du foyer exsudatif qui avait marqué le
début de l'affection.

Plus fréquemment on observe que ces deux ordres
de lésions, *atrophiques* et *inflammatoires*, se rencontrent simultanément sur le même œil. Ainsi sur
la figure 36, on peut voir qu'à côté des foyers circonscrits d'atrophie choroïdienne développés dans la région de la macula, il existe un petit groupe de taches
noirâtres de choroïdite plastique. Dans ce cas particulier, on observait même, outre un semblable
groupe de petits amas pigmentés, situés au-dessous
de la papille (image renversée) à deux diamètres papillaires environ de celle-ci, deux traînées de choroïdite en bandelette dirigées obliquement en dedans
de la papille et naissant du bord papillaire même.

Une image que l'on a encore assez souvent occasion de rencontrer (fig. 34) résulte de la production
sur la région de la macula d'une atrophie choroïdienne sous forme de lignes blanchâtres enchevêtrées
et ramifiées, représentant comme des craquelures de

la choroïde. Dans les intervalles compris entre ces sortes de fissures, on voit ensuite apparaître des taches d'un noir sombre qui ne sont autres que des foyers de choroïdite exsudative. Ceux-ci, ayant d'abord pour effet de rendre plus manifeste la décoloration des lignes qui les circonscrivent, se terminent habituellement par une destruction plus ou moins marquée de la choroïde avec accumulation de pigment par places.

Lorsque les lésions choroïdiennes s'étendent jusque sur la macula, les altérations que nous avons déjà signalées du côté du *corps vitré* dans les cas de staphylome postérieur très-étendu, (voy. p. 188) deviennent encore plus accusées ; on observe alors parfois des opacités très-volumineuses qui, en raison de leur siège dans le segment postérieur de l'œil à peu de distance de la rétine, se présentent souvent à l'examen lorsqu'on étudie le fond de l'œil à l'image renversée.

Dans les cas où les altérations de la choroïde ont pris une grande extension, surtout si la forme atrophique prédomine, il est assez fréquent de voir le cristallin souffrir dans sa transparence. Les opacités cristalliennes ont une tendance à se circonscrire au pôle postérieur de la lentille, pour donner lieu à une tache qui, après avoir acquis un développement variable, est susceptible de rester longtemps stationnaire.

Après avoir indiqué les altérations qui, dans la

myopie progressive atteignent la choroïde, la sclérotique, la papille, le corps vitré et le cristallin, nous devons ajouter que la complication la plus grave à laquelle peut donner lieu la progression de la myopie prend pour siège la rétine et consiste dans le *décollement* de cette membrane. Nous avons déjà insisté suffisamment sur les moyens de reconnaître et d'étudier à l'ophthalmoscope cette affection (voy. p. 148) pour que nous n'ayons pas besoin d'y revenir.

DES HÉMORRHAGIES DE LA CHOROIDE.

Les épanchements sanguins de la choroïde se distinguent assez difficilement de ceux de la rétine. Notons d'abord que les deux membranes étant très-proches, le sang, lorsqu'il est épanché en abondance, peut aisément pénétrer d'une membrane dans l'autre, en sorte que dans certains cas l'hémorrhagie occupera à la fois la rétine et la choroïde. Si l'épanchement sanguin se trouve limité à une des deux membranes, le diagnostic peut être facilité, chez nombre de malades, par des altérations concomitantes de la membrane occupée par l'épanchement.

Ainsi une suffusion de la rétine, des modifications dans le calibre des vaisseaux centraux, la présence de quelques hémorrhagies striées, à extrémités effilées, parallèles aux gros vaisseaux, qui, elles, ne peuvent siéger que dans la rétine, enfin l'existence

de véritables exsudats, indiqueront que les épanchements pour lesquels il pourrait y avoir quelque doute
occupent en réalité la rétine (fig. 17, 21, 22, 23). De
même une hémorrhagie accompagnant une tache
exsudative de la choroïde (voy. p. 191) aura pour
emplacement cette dernière membrane.

Mais si l'on a affaire à un épanchement sanguin
isolé, on éprouvera parfois un véritable embarras
pour en localiser le siège. Les signes sur lesquels on
pourra néanmoins se fonder, dans un certain nombre
de cas, pour établir un diagnostic différentiel sont
les suivants : lorsqu'il s'agit de *plaques* occupant la
rétine, le sang descendant jusqu'à la surface de la
choroïde, sur la membrane élastique, repousse de
côté les fibres de Muller pour s'en former une paroi,
aussi l'épanchement, au moins s'il est récent, est-il
limité par des *lignes droites* ou *arquées* très-nettes.
Cette disposition ne se présente jamais pour les hémorrhagies choroïdiennes ; ici le sang en se dirigeant vers la rétine repousse la lame élastique, et s'é-
tale en glissant entre les couches de la choroïde. En
sorte que l'épanchement sanguin ayant ainsi fusé latéralement offre des *prolongements* qui se terminent
insensiblement.

Il ne faudrait pas croire que le rapport affecté par
les *vaisseaux rétiniens* avec la plaque hémorrhagique puisse fournir d'utiles renseignements, quand
on a affaire à un épanchement choroïdien étendu. Il
est vrai que dans le cas où il est croisé par un vais-

seau de la rétine, celui-ci passe en avant ; mais ce vaisseau se confond avec la coloration rouge de l'hémorrhagie, et on le perd de vue absolument comme s'il était recouvert par le sang épanché, ainsi que les choses se passeraient si l'hémorrhagie occupait la rétine.

Les apoplexies choroïdiennes ne disparaissent guère sans laisser des altérations durables. Lorsque le sang se résorbe, on voit apparaître l'image d'une destruction plus ou moins marquée de la choroïde (fig. 18, 35), quelques vaisseaux choroïdiens pouvant persister çà et là. En outre, sur quelques points, particulièrement à la périphérie, on trouve une accumulation du pigment en quantité variable.

DES TUMEURS DE LA CHOROIDE.

Parmi les tumeurs de la choroïde, nous devons tout d'abord signaler, comme établissant en quelque sorte une transition entre la choroïdite et les tumeurs de la membrane vasculaire de l'œil, les *excroissances verruqueuses* de la lame vitreuse de la choroïde. A mesure que celle-ci se soulève pour former des élevures arrondies, les cellules de la couche épithéliale se trouvent détruites sous l'influence de la compression ou refoulées à la périphérie. A l'examen ophthalmoscopique ces verrucosités se révèlent sous la forme de petites taches rondes ou ovales, miroitantes et tranchant par une coloration un peu plus claire que le reste du fond de l'œil. Elles donnent assez bien l'impression de *gouttelettes* liquides qui seraient répandues sur les membranes profondes, en communiquant à celles-ci une sorte d'*ondulation* dans le point malade. Lorsque le pigment de la couche épithéliale se trouve rassemblé autour de la petite élevure, la tache s'enveloppe d'un cercle noirâtre et prend un aspect qui rappelle beaucoup les foyers de choroïdite disséminée.

Ces taches ondulées se rencontrent dans des points très-périphériques lorsqu'elles sont la conséquence de l'âge avancé du sujet. Il y a cependant des cas où ces excroissances vitreuses se font autour de la papille et où même une de ces petites tumeurs, s'étant détachée, vient se loger jusque dans le disque papillaire, celui-ci offrant alors partiellement le même reflet miroitant que l'on trouve çà et là au fond de l'œil. Cette dégénérescence de la lame vitreuse choroïdienne vient parfois se surajouter à d'autres affections des membranes profondes, en particulier à la choroïdite disséminée et surtout à la dégénérescence pigmentaire.

Une autre forme de petites tumeurs que l'on observe dans la choroïde consiste dans le développement de *tubercules*. A l'ophthalmoscope, on constate la présence d'un ou de plusieurs boutons siégeant au voisinage de la papille ou vers la macula, et plus souvent encore entre ces deux points. Ce sont de petits corps régulièrement arrondis, présentant une teinte uniforme dans toute l'étendue de la tache qu'ils forment, et qui varie du jaune rosé au jaune rougeâtre, cette coloration ne subissant ultérieurement aucune modification. Les tubercules choroïdiens ne s'encadrent pas de pigment, attendu que les cellules de la couche épithéliale se trouvent détruites par atrophie et non refoulées latéralement, lorsque le bouton a pris un suffisant développement, et qu'il est ainsi devenu appréciable à l'examen ophthalmoscopique. Ceci explique pourquoi le tubercule au lieu de s'arrêter par un bord absolument net se perd dans une zone étroite légèrement dégradée résultant de la perte du pigment au voisinage. Les taches tuberculeuses présentent une étendue qui le plus souvent équivaut à peu près à un quart de diamètre papillaire, mais elles peuvent aussi offrir de beaucoup plus grandes dimensions. La saillie formée par le tubercule est souvent appréciable à l'aide du déplacement parallactique.

Les caractères que nous venons d'indiquer suffisent à différencier les tubercules de la choroïde des taches de choroïdite, la seule affection avec laquelle on pourrait les confondre ; et encore n'y aurait-il de confusion possible qu'avec la choroïdite disséminée simple et non avec la choroïdite aréolaire qui donne lieu, dès le début, à des taches pigmentées. Mais la choroïdite simple, qui s'accuse tout d'abord par des taches jaunâtres, a un siège absolument différent des tubercules, attendu qu'elle se montre primitivement à la périphérie. En outre, par suite de l'évolution des foyers de choroïdite, les taches qui résultent de celle-ci subissent bientôt des transformations que l'on n'observe pas pour les tubercules et qui rendent toute hésitation impossible.

Une autre forme de tumeur de la choroïde dont nous avons à nous occuper est le *sarcome*, ou le *mélano-sarcome*. Ce qui, à la première période du développement de ces tumeurs, rend l'examen à l'aide de l'ophthalmoscope souvent fort difficile, c'est la présence presque constante d'un décollement simultané de la rétine au-devant du sarcome. Toutefois lorsque la tumeur se développe dans un point très-rapproché du corps ciliaire, là où la rétine fait défaut, elle se montre à nu; mais au delà elle soulève la rétine et donne lieu à un décollement. Cependant il faut admettre que dans des cas très-exceptionnels, lorsque les gros troncs vasculaires de la choroïde échappent à la compression, la rétine reste en contact avec la tumeur. Le sarcome pigmenté ou non-pigmenté débute en deçà de l'équateur, plus ou moins près du corps ciliaire, et il est bien moins fréquent qu'il se montre primitivement au pôle postérieur.

Les signes ophthalmoscopiques qui permettent de distinguer ces tumeurs de simples décollements sont les suivants. D'abord, la persistance d'un décollement dans un point inusité, c'est-à-dire *en haut* ou *latéralement*, doit être regardée comme suspecte et faire songer à la possibilité d'une tumeur maligne ; car on sait, en effet, qu'un décollement simple fuse constamment, après un temps variable, dans les parties déclives et que finalement on le retrouve toujours en bas.

Un deuxième signe de présomption, c'est lorsque le décollement est parfaitement circonscrit et comme *étranglé à sa base ;* surtout si le flottement de la rétine est peu accusé et si celle-ci donne un reflet plus sombre qu'on ne l'observe habituellement.

Le troisième signe, et celui-là est pathognomonique, consiste dans la constatation d'un *double réseau vasculaire* appartenant l'un à la rétine, l'autre à la tumeur. Ainsi, à part les veines et les artères de la rétine qui se distinguent aisément, il faut, pour qu'il y ait certitude sur l'existence d'une tumeur de la choroïde, reconnaître la présence de fins vaisseaux situés plus profondément. Ces derniers devant être vus à travers la rétine dont la transparence est plus ou moins atteinte, il sera nécessaire de recourir à un éclairage intense capable de faire pénétrer la lumière jusque sur la tumeur.

Relativement à la nature du sarcome dont on a reconnu les caractères, on ne pourrait guère se prononcer avec assurance que si, la tumeur siégeant très-près du corps ciliaire, il était possible de l'explorer sans interposition de la rétine décollée et dégénérée. Dans ce cas un dessin marbré ou une coloration noirâtre indiquerait qu'il s'agit d'un mélano-sarcome.

DES RUPTURES DE LA CHOROÏDE.

Les ruptures de la choroïde résultant, soit d'un choc sur l'œil, soit d'un violent ébranlement de cet organe par suite d'une blessure du voisinage, se présentent à l'examen ophthalmoscopique sous un aspect différent suivant qu'on pratique l'exploration peu de temps après l'accident ou à une époque éloignée. Ces déchirures choroïdiennes se montrent ordinairement au pôle postérieur de l'œil dans un point voisin de la papille ; elles se portent particulièrement au côté externe de celle-ci et se rapprochent plus ou moins de la macula (fig. 37 et 38). Elles offrent une forme allongée, figurant une *bandelette* qui va en s'effilant à ses extrémités et qui affecte généralement une direction curviligne (fig. 37). Il est plus rare que la déchirure s'étende suivant une ligne droite (fig. 38). Ces ruptures choroïdiennes peuvent être *multiples* et se présenter alors sous l'aspect de lignes concentriques, comme la figure 37 en offre un exemple.

Lorsqu'on pratique l'examen ophthalmoscopique au début, on peut rencontrer des difficultés par suite de symptômes irritatifs développés du côté des parties antérieures de l'œil, et aussi à cause d'un

défaut de transparence de l'humeur vitrée résultant
d'un épanchement de sang plus ou moins abondant
dans ce milieu. Quand néanmoins on peut obtenir
une image du fond de l'œil, on observe que la rupture est loin de montrer la coloration claire qu'elle
présentera plus tard ; à cette époque elle est *jaunâtre*
et se trouve bordée ou recouverte çà et là par des
hémorrhagies d'étendue variable. La largeur de la
plaie choroïdienne est aussi sensiblement plus grande
qu'elle ne se montrera ultérieurement, lorsqu'une
cicatrice tendant à rapprocher les bords de la choroïde divisée se sera établie et aura subi une rétraction plus ou moins marquée.

Lorsqu'on examine les malades un certain temps
après l'accident, alors que les milieux et les
membranes profondes ont repris leur apparence normale par suite de la résorption du sang épanché,
on constate que les déchirures choroïdiennes s'accusent par des traînées étroites qui tranchent très-
nettement sur les parties voisines par une coloration
blanchâtre, légèrement mélangée de jaune. La
couche épithéliale participe très-nettement à la rupture comme le démontre l'absence de pigment au
milieu des points affectés, mais les autres couches de
la rétine semblent intactes et les *vaisseaux rétiniens*
passent librement au-devant des traînées blanchâtres,
formées par les déchirures, sur lesquelles ils tranchent, sans en subir aucune modification dans leur
parcours (fig. 37). Ces bandelettes n'offrent pas la

teinte blanc bleuâtre chatoyante que présenterait la sclérotique mise à nu, les parties les plus externes de la choroïde se trouvant généralement respectées. Un pareil reflet éclatant ne se présenterait que dans le cas où il s'agirait d'une rupture directe de la choroïde par suite de la pénétration dans l'œil d'un corps vulnérant.

Comme on peut l'observer nettement après éclaircissement complet de l'œil, il arrive parfois que ces ruptures, au lieu de s'arrêter à une certaine distance de la papille (fig. 37), se prolongent jusqu'au proche voisinage de celle-ci, la contournent et se mettent même en contact avec elle sur certains points (fig. 38).

Après disparition du sang épanché au moment de l'accident, il n'arrive guère, ordinairement, que les bords de la bandelette résultant de la rupture se perdent dans les parties saines sans changement de coloration comme on l'observe cependant sur la figure 38 dans la partie où la rupture choroïdienne s'accuse par une traînée horizontale; le plus souvent la traînée cicatricielle reste bordée d'un *liseré pigmenté* qui en arrête les limites avec précision (fig. 37).

L'épanchement sanguin peut aussi donner lieu dans le corps vitré à une *organisation celluleuse* qui se continue, sur l'image ophthalmoscopique, avec la rupture choroïdienne dont elle diffère peu par la coloration. Si nous faisons abstraction des taches noires formées par une accumulation de pigment, on peut dire que presque toute la partie qui, dans la figure 38, affecte une direction verticale est due à une semblable production de tissu cellulaire, qui s'accuse par des prolongements blanc grisâtre à extrémités digitées et recourbées, limitant par leur enchevêtrement des figures arrondies ou ovalaires. La façon dont se comportent les vaisseaux rétiniens est aussi un précieux renseignement pour le diagnostic : tandis que les branches vasculaires de la rétine tranchent au-devant des ruptures choroïdiennes, on voit ces mêmes vaisseaux disparaître au-dessous des traînées celluleuses du corps vitré et réapparaître au delà (fig. 38). Nous avons d'ailleurs déjà insisté sur ce mode de terminaison des hémorrhagies qui s'insinuent dans le corps vitré (voy. p. 126).

On rencontre quelquefois avec la rupture de la choroïde, un *décollement de la rétine*. Dans un cas où une déchirure choroïdienne contournait le bord interne de la papille, pour se continuer en dehors par deux longues branches qui se portaient obliquement en haut et en bas, nous avons observé un décollement rétinien qui, à partir d'une petite distance du bord externe de la papille, se dirigeait en dehors et se trouvait compris entre les deux branches formées par la rupture choroïdienne.

Quant à la *papille*, elle peut n'offrir aucune altération appréciable, comme dans le cas représenté figure 37, où il s'agissait d'une rupture multiple de

la choroïde produite par le choc d'un porte-allumettes lancé violemment sur l'œil. Il persista ici
une acuité visuelle $\frac{1}{5}$. D'autres fois on constatera
les signes d'une atrophie plus ou moins accusée.
Chez le malade dont l'œil droit a été reproduit figure 38, il ne subsistait aucune perception de la lumière et la pap lle se présentait sous la forme d'un
disque d'une blancheur très-marquée. La rupture
choroïdienne qui s'étendait jusqu'au nerf optique
était consécutive, non à une pression sur l'œil, mais
à un choc violent du maxillaire supérieur produit
par la chute d'une fourche sur la joue. Si l'on en
juge par l'extrême amincissement des artères, il est
probable qu'il y a eu par suite du traumatisme un
abondant épanchement sanguin dans les gaines du
nerf optique ayant déterminé par compression une
atrophie complète de la papille.

DU COLOBOMA DE LA CHOROIDE.

La fermeture tardive et imparfaite de la fente fœ-
tale de l'œil donne lieu à l'altération congénitale désignée sous le nom de *coloboma de la choroïde*.
Cette fente siégeant dans la partie inférieure de l'œil,
c'est habituellement en bas, ou plus souvent encore
légèrement en dedans, que l'on observe le coloboma
choroïdien. Suivant que la *choroïde* fait plus ou

moins complétement défaut, la coloration propre à
la sclérotique sous-jacente apparaît avec une intensité variable ; en sorte que le coloboma présente une
teinte blanc grisâtre, ou gris verdâtre ou blanc
bleuâtre qui change avec les cas, ces diverses colo-
rations pouvant d'ailleurs se montrer sur un même
œil dans tel ou tel point du coloboma. La *sclérotique*,
n'ayant aussi acquis qu'un développement imparfait,
se trouve repoussée en arrière à un degré variable
et forme un creux en rapport avec l'amincissement
qu'elle présente. Sur un même coloboma la dépression peut être plus ou moins accusée suivant les
points et former comme des étages. Quant à la *rétine*, on ne peut guère juger, à cause de sa transparence, dans quelle mesure son développement a été
entravé.

Généralement les bords du coloboma sont le siège
d'une accumulation de *pigment* en quantité variable
qui vient en préciser les limites ; des taches pigmentées peuvent aussi se montrer çà et là dans l'étendue
de l'altération. Mais ordinairement le reste du fond
de l'œil contraste par son aspect normal avec la
partie altérée.

Les *vaisseaux* que l'on peut rencontrer dans un
coloboma sont de trois ordres : on trouve 1° des
vaisseaux rétiniens qu'il est facile de suivre jusqu'à
la papille et qui, par la façon dont ils se comportent
sur le bord de l'altération, permettent de se rendre
compte de la dépression subie par les parties affec-

tées; 2° des vaisseaux de la choroïde, avec leur aspect rubané, se continuant parfois nettement. avec ceux des parties du fond de l'œil situées au voisinage; 3° enfin des vaisseaux appartenant à la sclérotique qui sous forme de minces filets traversent irrégulièrement le coloboma.

Comme nous l'avons dit en commençant, le siège le plus habituel du vice de conformation qui nous occupe est la partie *inférieure* de l'œil, et l'altération se présente alors ordinairement sous une forme ovalaire se terminant en pointe du côté des procès ciliaires, tandis que l'autre extrémité arrondie s'arrête à une distance variable de la papille, ou parfois englobe celle-ci en la dépassant quelque peu. Le plus souvent un pareil coloboma se rencontre simultanément avec une échancrure congénitale de l'iris.

Mais on peut aussi observer un semblable état des membranes de l'œil, résultant d'un arrêt de développement, dans la *région de la macula*. Les figures 39 et 40 montrent deux cas curieux de coloboma de la choroïde occupant le pôle postérieur de l'œil.

Sur la figure 40 l'altération siège précisément sur la macula, bien que l'acuité visuelle mesure encore un cinquième. Un large encadrement de pigment délimite le coloboma et quelques petites taches pigmentées arrondies s'observent au voisinage. La sclérotique refoulée en arrière montre comme un plis-

sement qui s'accuse par des stries. Une petite branche
veineuse qui passe au-dessus du coloboma forme un
coude à son entrée et à sa sortie de la tache. Le reste
du fond de l'œil est absolument normal.

Dans le cas représenté figure 39, le coloboma présente la forme d'un ovale à grosse extrémité périphérique, et, à part les dimensions plus restreintes de
l'altération, l'image est à peu près la même que celle
qu'on observe lorsque le coloboma occupe son siège
plus habituel en bas. Sur cet œil offrant une acuité

visuelle $\frac{1}{3}$, le coloboma, qui naît en un point situé

un peu au delà de la macula, est limité dans la plus
grande partie de sa périphérie par une ligne pigmentée plus ou moins large. Un anneau épais de pigment circonscrit vers l'extrémité externe de la tache
une portion arrondie de sclérotique qui présente une
dépression plus accusée que les parties voisines. Le
reste du fond blanchâtre du coloboma est occupé par
quelques vaisseaux choroïdiens qui se continuent
avec ceux du fond de l'œil, ainsi qu'on peut le voir
nettement à la faveur d'une légère déperdition de la
choroïde qui avoisine le coloboma en dehors. Une
veinule de la rétine qui entre en bas dans la tache
montre que dans ce point la sclérotique n'a éprouvé
qu'un minime changement de niveau. Nous trouvons
encore ici dans les parties saines deux petites taches
noires arrondies. Un fait à noter c'est que chez notre
malade l'autre œil, qui jouissait d'une acuité visuelle

parfaite, offrait aussi sur la région de la macula deux taches pigmentées semblables figurant en quelque sorte une espèce d'ébauche du coloboma.

Un troisième point où la choroïde peut congénitalement faire plus ou moins défaut c'est le *côté externe de la papille*, et l'altération ne se distingue alors en rien d'un staphylome postérieur. Nous avons même pu voir des cas où il existait simultanément un manque de développement de la choroïde sur la macula et aussi au voisinage du nerf optique, montrant ainsi nettement la corrélation qui existe entre le coloboma de la choroïde et le staphylome postérieur congénital.

Il se présente des cas où, le coloboma englobant la papille, les gaines du nerf optique ont subi le même refoulement que la sclérotique voisine, en sorte que la papille privée de support s'étale, sans qu'il soit possible de lui assigner une limite, c'est cet état que l'on désigne sous le nom de *coloboma du nerf optique*. Une pareille disposition se rencontre encore assez fréquemment à un faible degré sur la partie de la papille qui correspond à un large staphylome postérieur ; de ce côté la papille privée de délimitation précise semble comme entraînée dans le staphylome.

FIN.

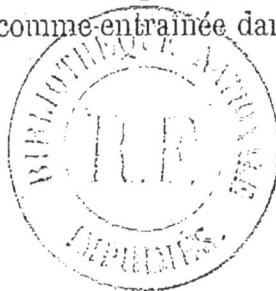

TABLE DES MATIÈRES.

CHAPITRE IV

CHAPITRE V

CHAPITRE VI

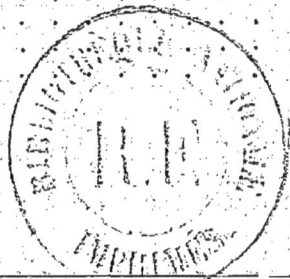

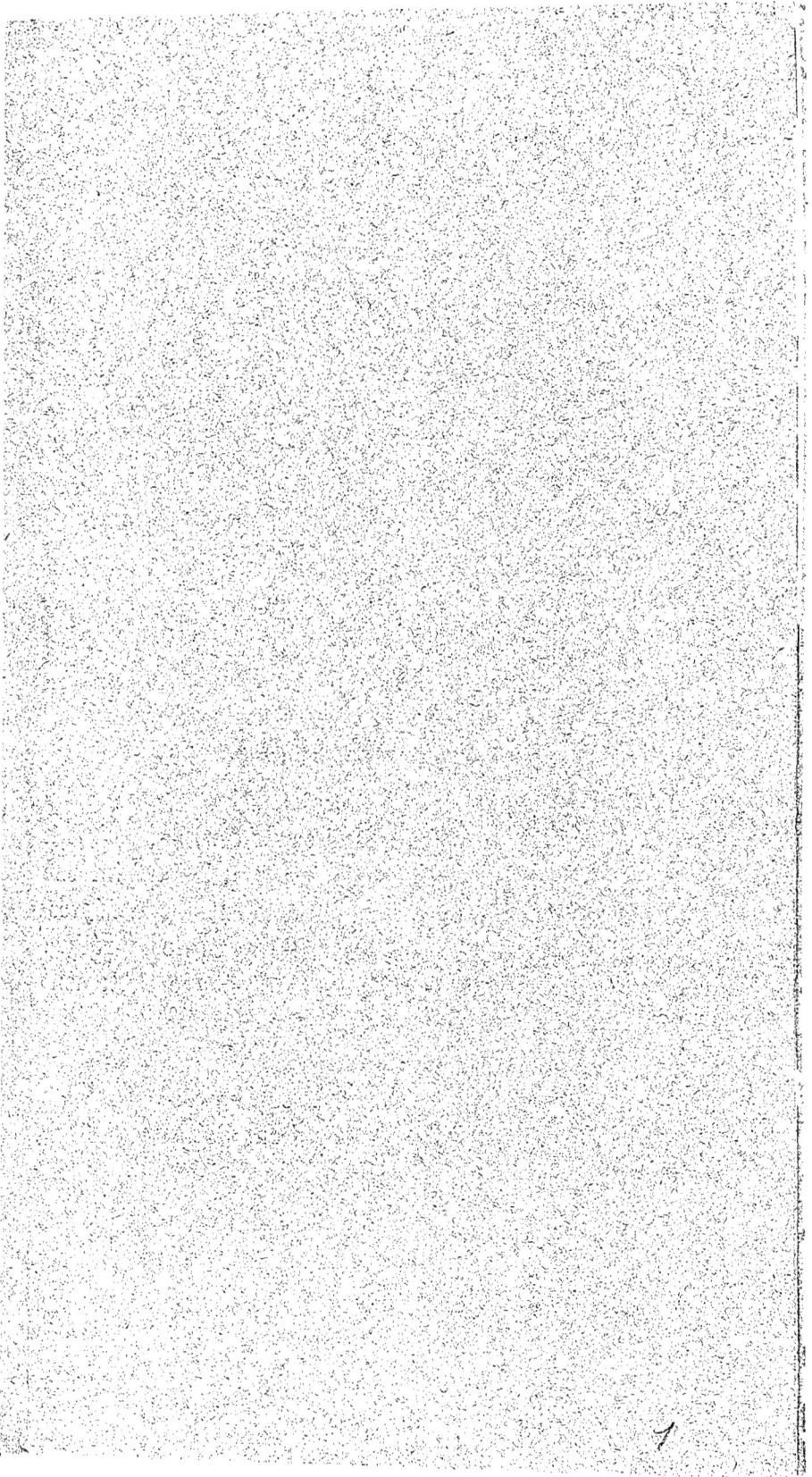

Fig. 1.

FOND D'ŒIL NORMAL.

Sujet à cheveux brun foncé. Distribution typique des vaisseaux centraux. Très-légère excavation physiologique. La papille montre une coloration moins foncée dans sa moitié temporale. Anneau sclérotical contournant complétement la papille. La macula s'accuse par une zone plus foncée.

Fig. 2.

FOND D'ŒIL NORMAL.

Sujet blond clair. Les vaisseaux centraux naissent au fond d'une large excavation dont le bord interne est taillé à pic, tandis que du côté externe la dépression regagne insensiblement le niveau de la rétine. Le dessin de la lame criblée se distingue nettement au centre de l'excavation. Anneau sclérotical n'occupant que la moitié temporale de la papille. La limite choroïdienne, du même côté, est le siège d'une accumulation de pigment qui empiète sur l'anneau sclérotical. La macula se distingue par une tache plus sombre.

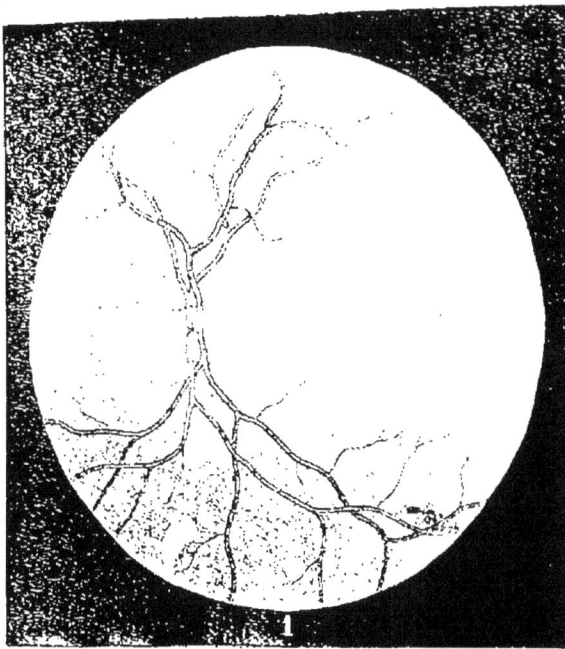

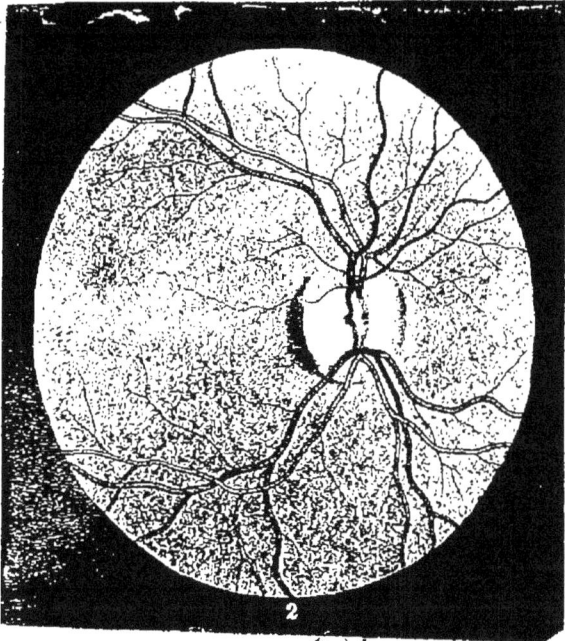

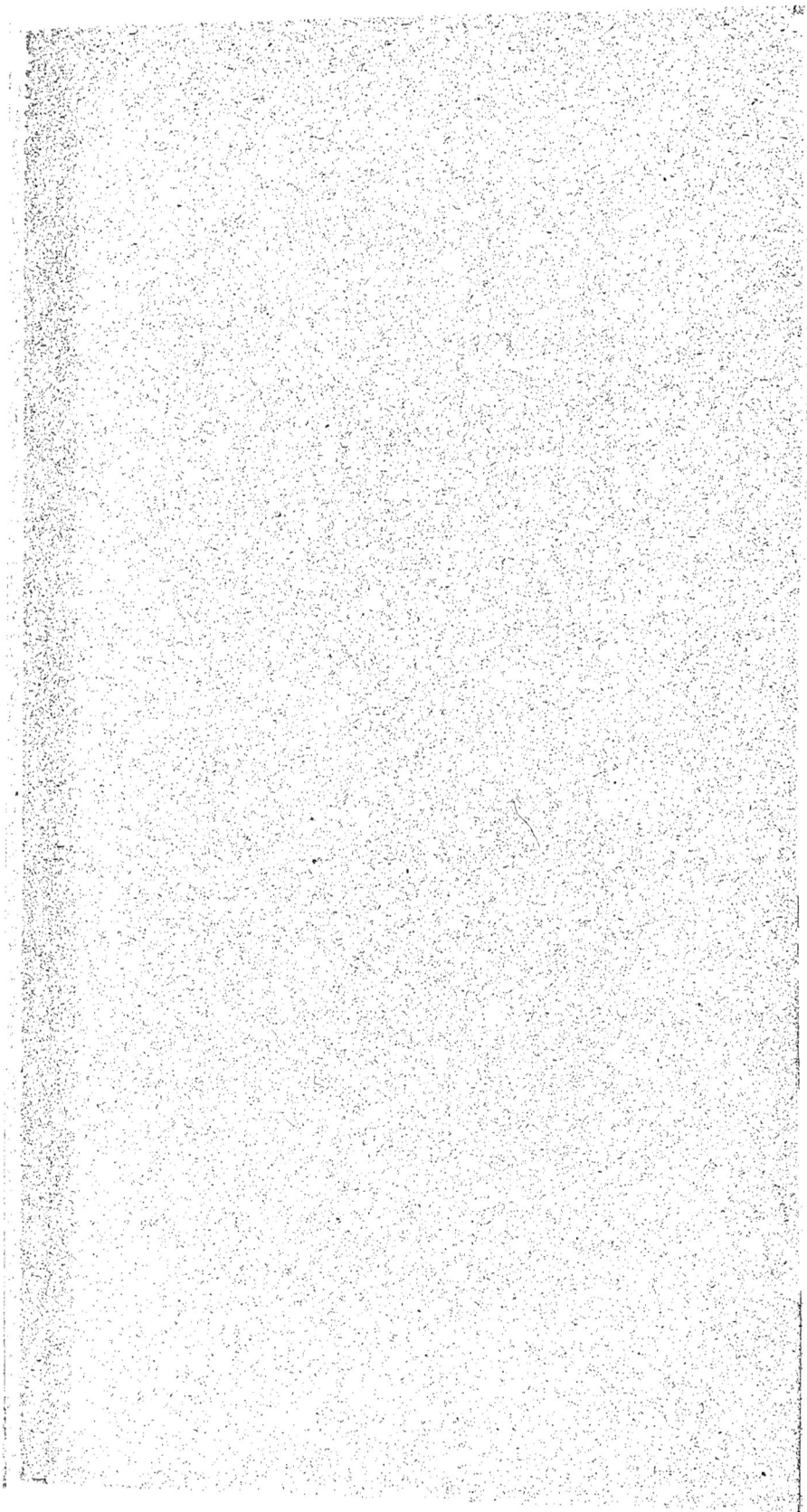

FIG. 3.

Sujet à cheveux chatain foncé. Excavation physiologique arrondie, à bords abrupts dans toute sa
circonférence, permettant de reconnaitre un dessin
faiblement accusé de la lame criblée. Absence d'anneau sclérotical. Léger dédoublement de la limite
choroïdienne. La région de la macula ne se distingue
guère du reste du fond de l'œil.

FIG. 4.

FOND D'ŒIL NORMAL.

Sujet à cheveux chatains. Très-large excavation
physiologique dont la paroi interne coupe perpendiculairement la papille, tandis que la paroi opposée
est inclinée et s'étend presque jusqu'au bord papillaire. Anneau sclérotical contournant toute la circonférence de la papille. La macula s'accuse par une
tache claire entourée par une zone plus foncée que
les parties voisines.

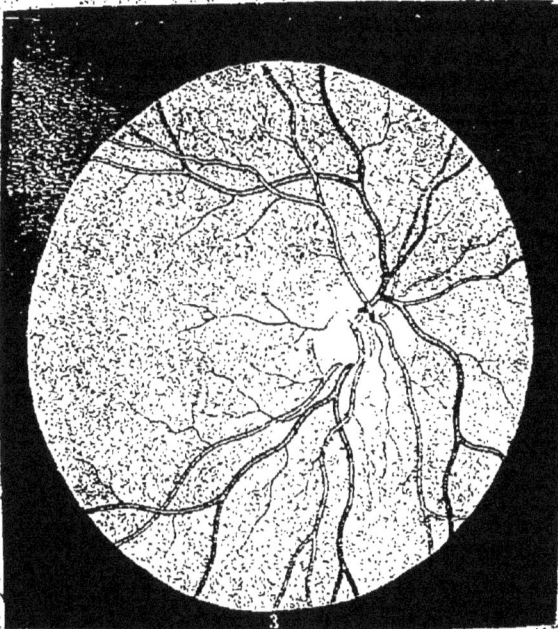

3

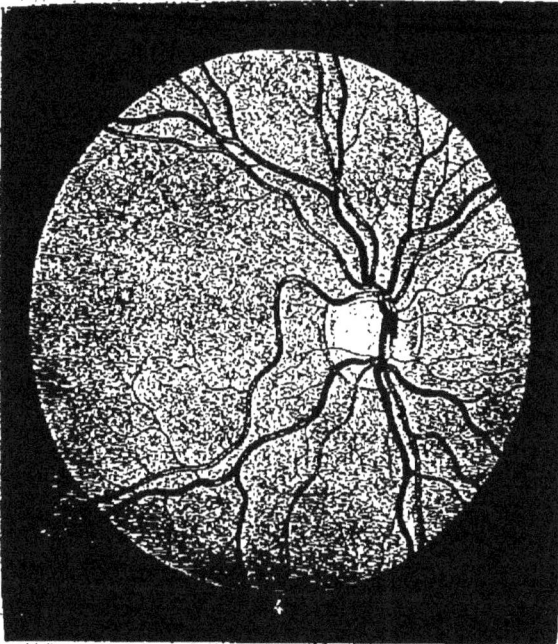

4

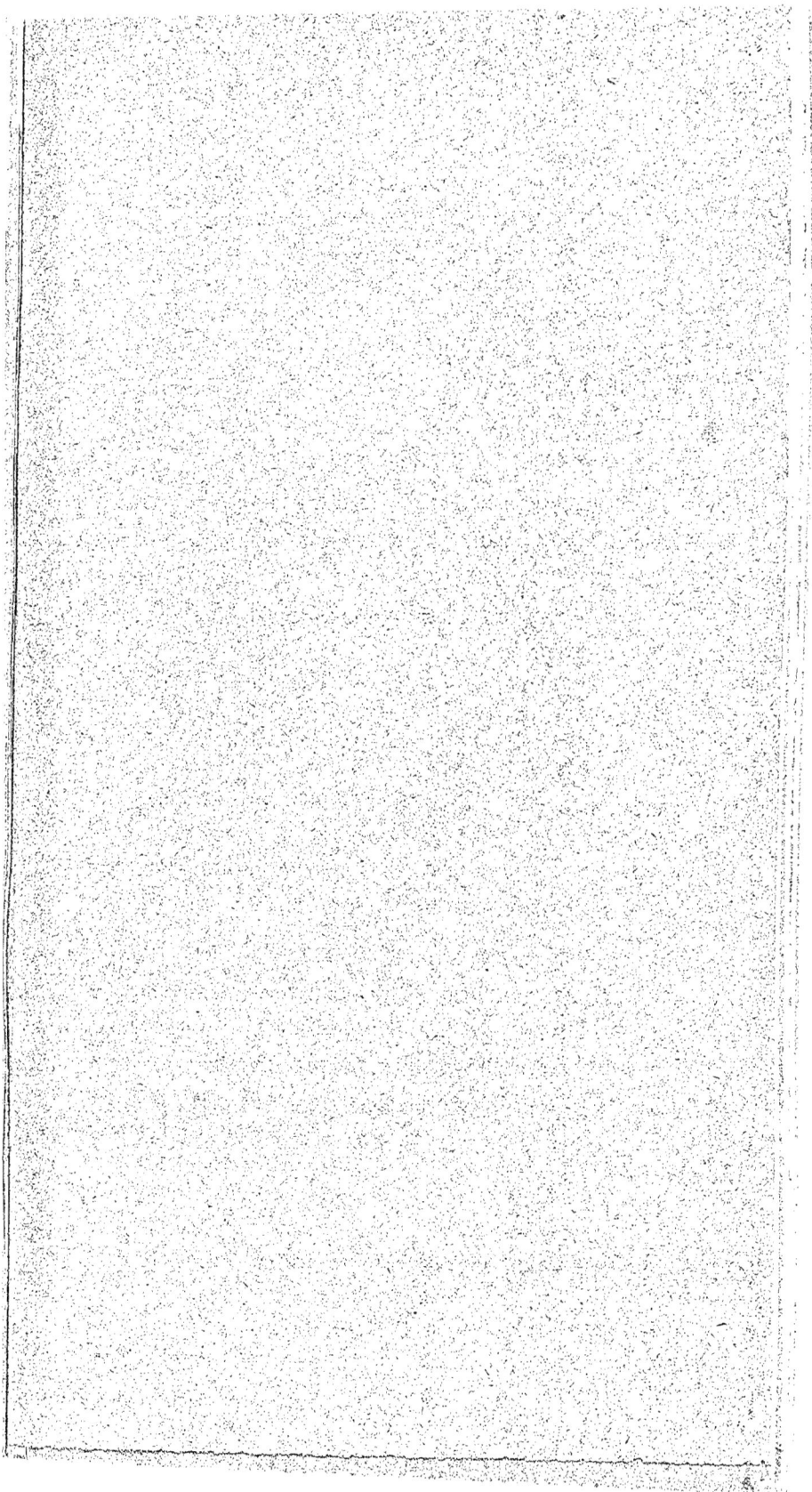

FIG. 5.

FOND D'ŒIL NORMAL.

Enfant blond d'une douzaine d'années. Excavation physiologique. Absence d'anneau sclérotical. Limite choroïdienne pigmentée. La macula se montre sous forme d'une petite tache sombre, entourée par une ligne blanchâtre, miroitante, figurant un ovale à grand axe horizontal d'un diamètre qui, dans ce sens, excède celui de la papille. Plus près de la tache arrondie formée par la macula, se voit une seconde ligne ovalaire beaucoup moins accusée que la première et tranchant à peine par une coloration plus claire sur les parties voisines.

FIG. 6.

FIBRES NERVEUSES A DOUBLE CONTOUR.

Les fibres opaques forment deux taches blanchâtres, juxtaposées, qui suivent deux grosses veines. Ces plaques, offrant une disposition striée, et dont l'extrémité centrale masque le bord de la papille, recouvrent par places les vaisseaux rétiniens.

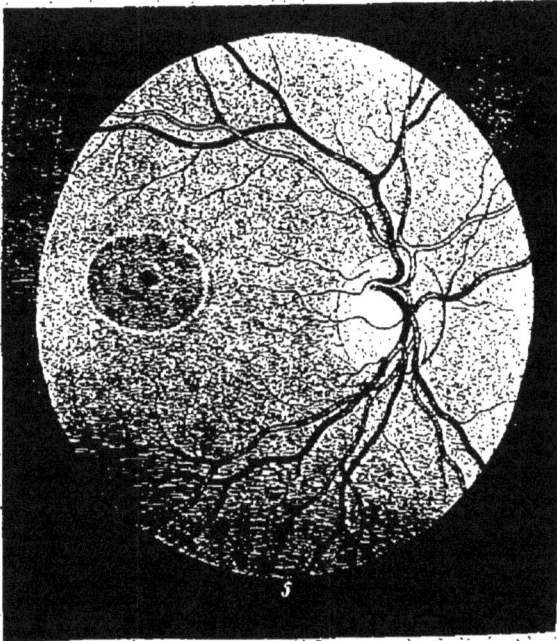

5

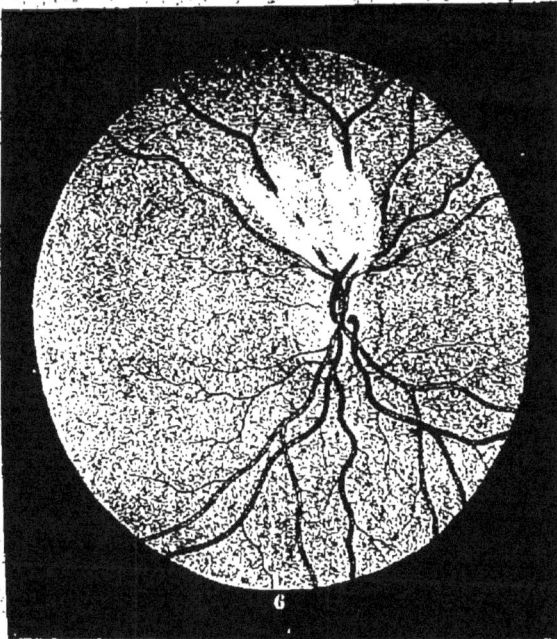

6

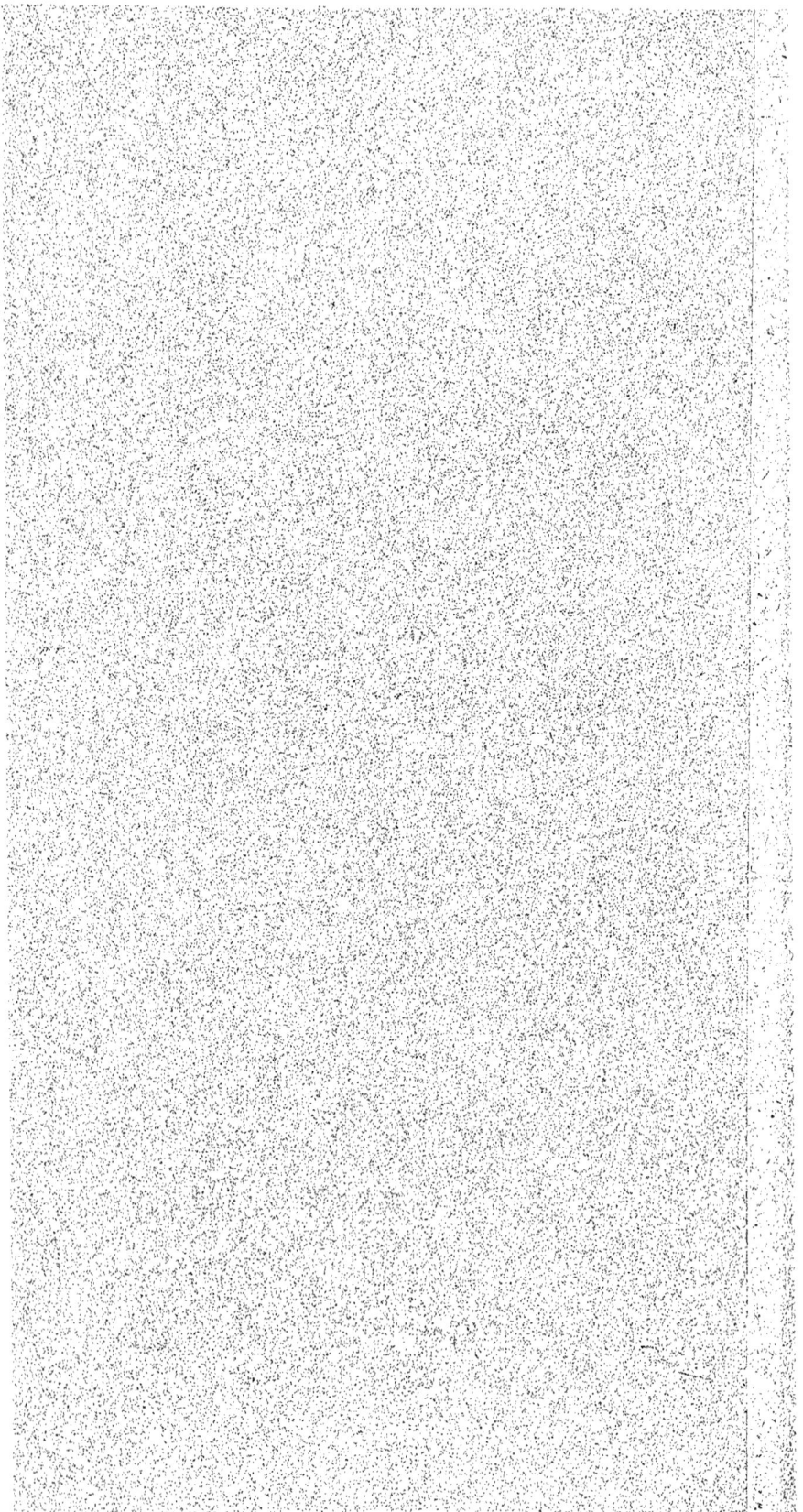

4

Fig. 7.

FIBRES NERVEUSES A DOUBLE CONTOUR.

La plaque recouvre légèrement le bord de la papille et cache en partie l'artère qui la traverse. Quelques fibres opaques se détachent de cette plaque et
prennent une direction circulaire pour contourner
dans une petite étendue la circonférence de la papille. Dans ce trajet elles passent presque complète-
ment au-dessous d'une artère et recouvrent en partie
la veine voisine.

Fig. 8.

FIBRES NERVEUSES A DOUBLE CONTOUR.

La plaque ovalaire de fibres opaques présente une
texture nettement striée et cache dans une étendue
variable les vaisseaux qui la parcourent. Cette plaque
se trouve presque entièrement comprise dans un
large staphylôme postérieur annulaire sur lequel elle
se détache par une coloration grisâtre. Une ligne
d'ombre concentrique au bord papillaire externe et
occupant la partie moyenne du staphylôme indique
la présence d'une sclérectasie.

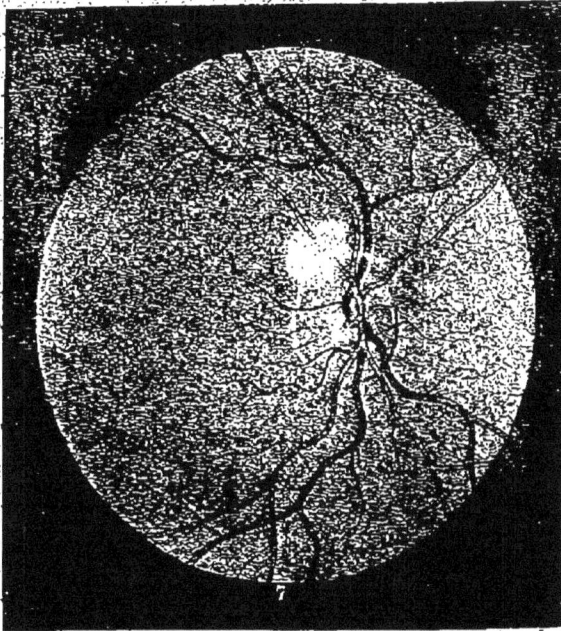

7

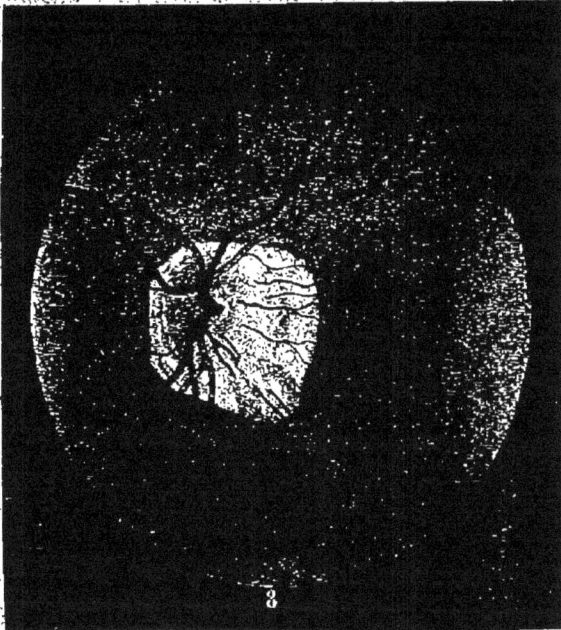

8

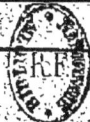

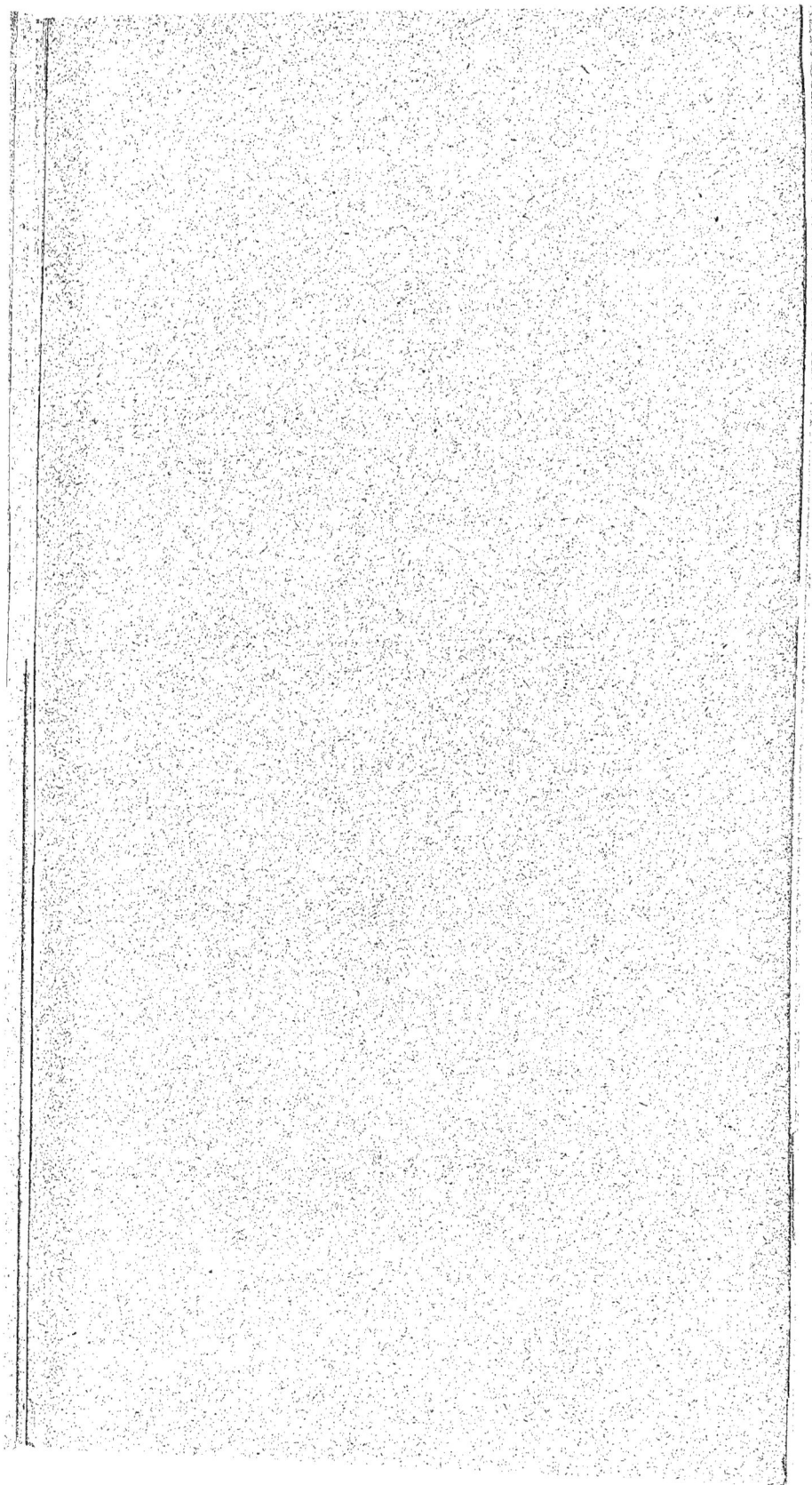

Fɪɢ. 9.

FIBRES NERVEUSES A DOUBLE CONTOUR.

Quelques fibres opaques isolées forment deux petits groupes. Staphylome postérieur de petite étendue
laissant voir le dessin du stroma de la choroïde.
Absence d'excavation physiologique. Cette figure et la
précédente se rapportent à la même malade.

Fɪɢ. 10.

DÉGÉNÉRESCENCE GRISE DU NERF OPTIQUE DE CAUSE
SPINALE.

La vision est réduite à la perception de la lumière.
Conservation du calibre normal des vaisseaux centraux. Ceux-ci, au moment où ils pénètrent dans le
tissu papillaire opaque, disparaissent brusquement.
Absence d'affaissement atrophique de la papille.

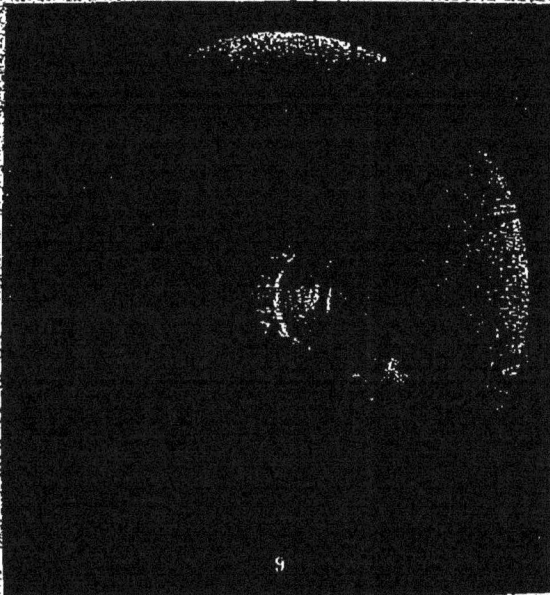

9

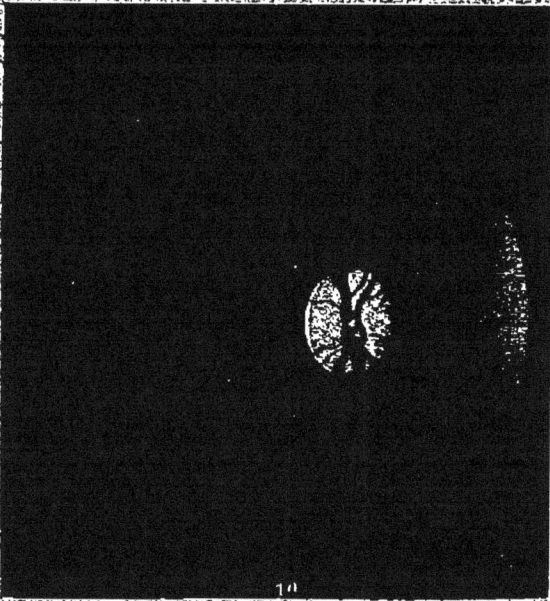

10

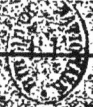

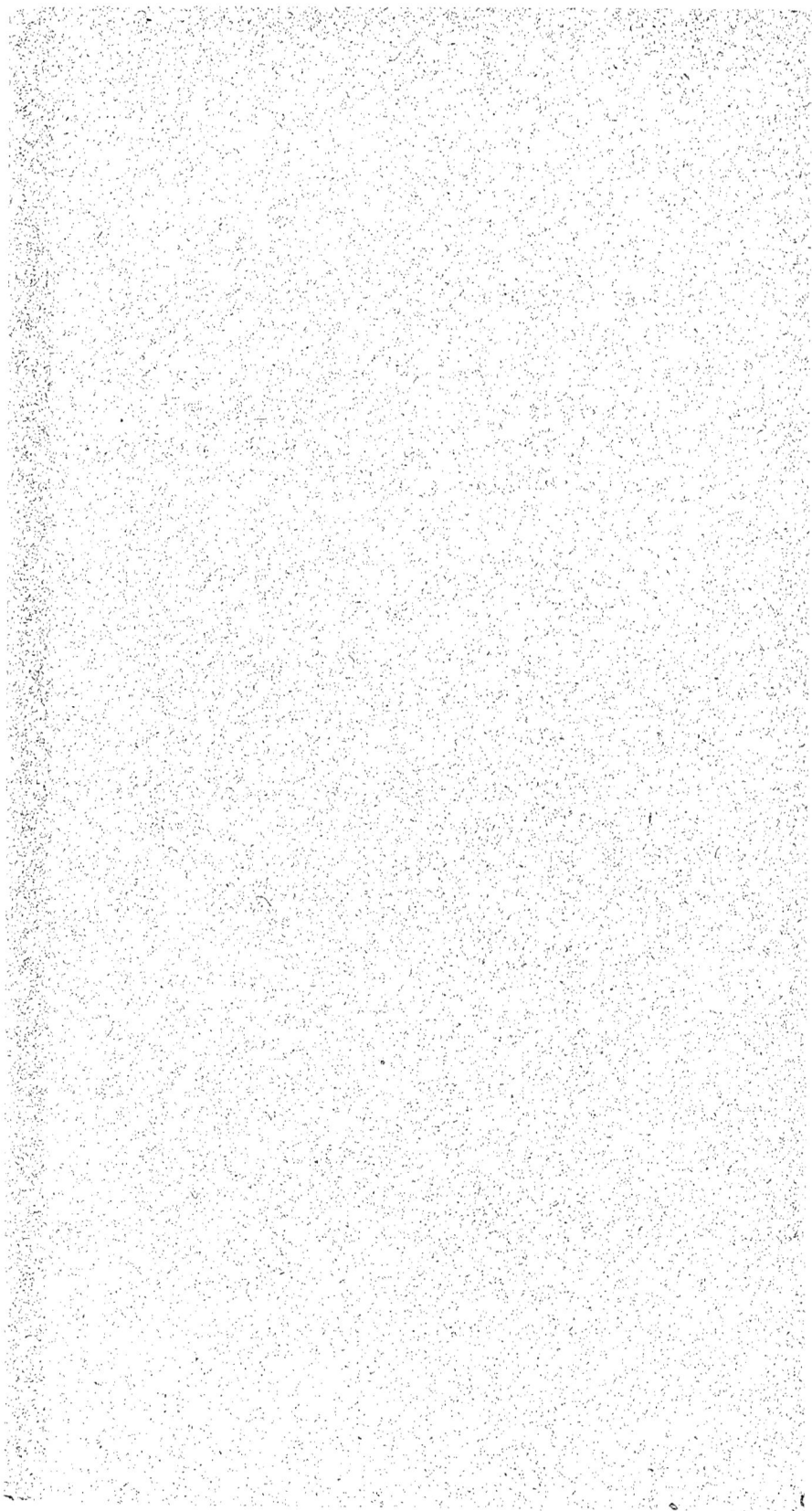

FIG. 11.

ATROPHIE PROGRESSIVE DU NERF OPTIQUE DE CAUSE
CÉRÉBRALE.

La papille décolorée et diaphane laisse voir dans
une grande étendue la lame criblée. Limites papillaires remarquablement précises. Amincissement
des vaisseaux portant particulièrement sur les
artères. Excavation atrophique de la papille. Réduction de l'acuité visuelle à 1/10.

FIG. 12.

PAPILLO-RÉTINITE.

Gonflement de la papille s'étendant à la rétine
circonvoisine. Dilatation et tortuosité des veines.
Amincissement des artères qui ne peuvent être dis-
tinguées qu'à une certaine distance de la papille.
Petites hémorrhagies striées à direction perpendiculaire au bord papillaire. Dégénérescence gangliforme des fibres nerveuses surtout visible du côté
nasal. Petites taches blanches exsudatives formant
deux groupes. Au milieu des diverses altérations qui
enveloppent la papille et la rétine voisine les limites
papillaires ont tout à fait disparu.

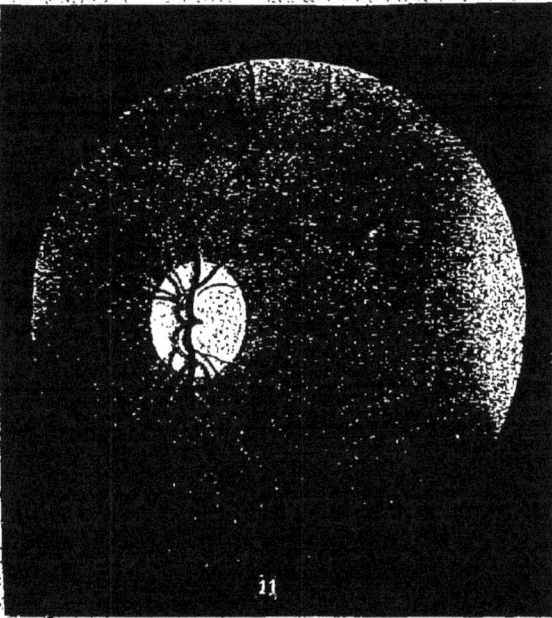

11

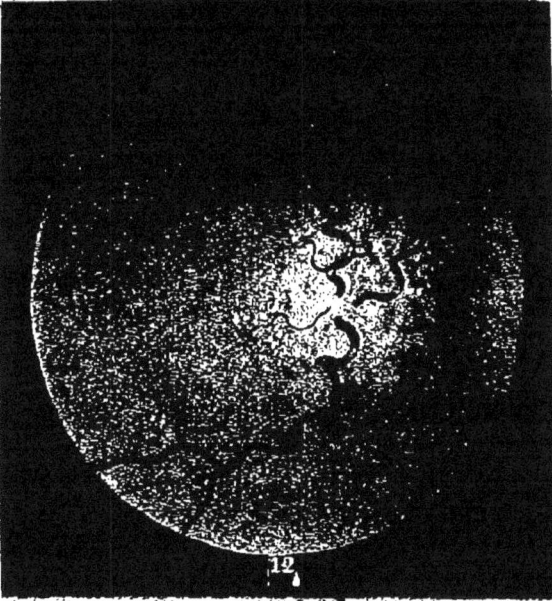

12

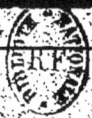

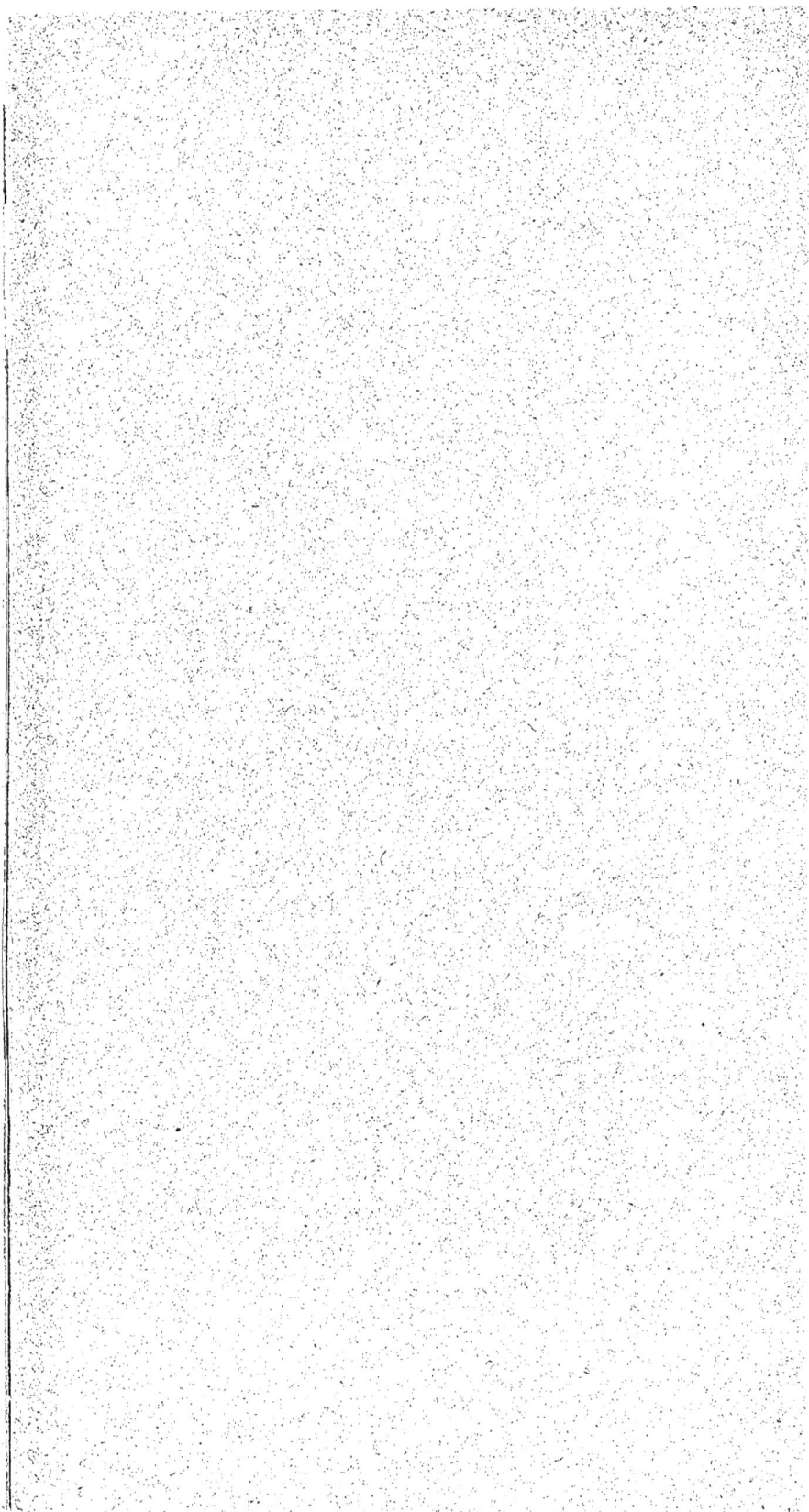

FIG. 13.

PAPILLO-RÉTINITE RÉGRESSIVE.

La papille d'un blanc grisâtre forme encore un léger soulèvement qui se perd insensiblement dans le trouble diffus qui l'avoisine. Du côté des veines persiste un certain degré de réplétion, tandis que les artères très-amincies montrent pour la plupart, sous forme d'une double ligne blanche latérale, des signes très-manifestes de périvasculite.

FIG. 14.

EXCAVATION GLAUCOMATEUSE.

Il s'agit d'un cas de glaucome chronique simple permettant encore une acuité visuelle 1/3. La papille refoulée en arrière dans sa totalité et en partie décolorée est enveloppée par un large anneau blanchâtre irrégulier résultant d'une atrophie choroïdienne péripapillaire. Tous les vaisseaux rejetés en dedans, et d'un calibre sensiblement normal, s'incurvent brusquement sur le bord papillaire, formé par la limite scléroticale, et se soustraient au regard de l'observateur dans leur trajet antéro-postérieur ; ils ne réapparaissent qu'au moment où ils atteignent le fond de la dépression.

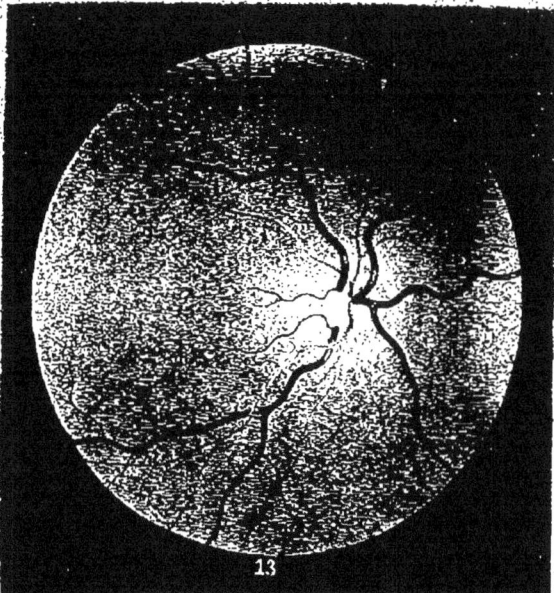

13

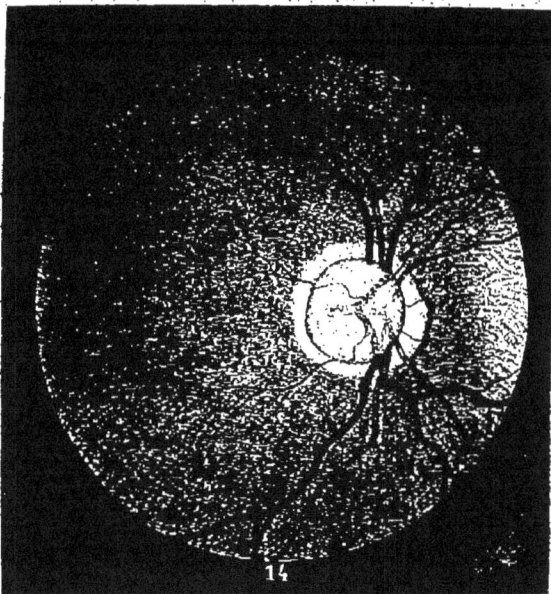

14

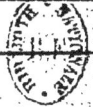

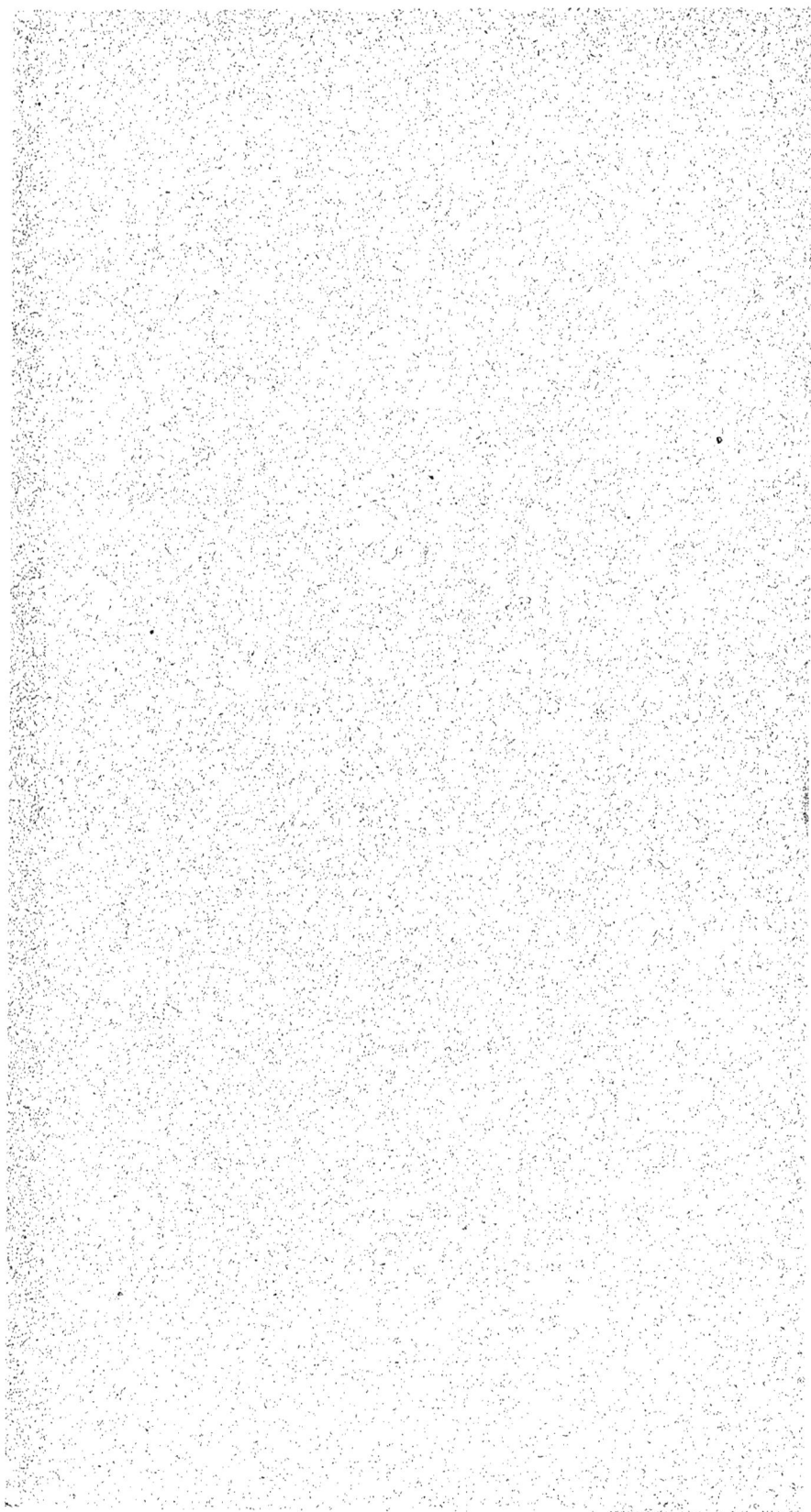

Fic. 15

GLAUCOME HÉMORRHAGIQUE.

La papille d'une coloration presque normale ne
présente qu'une faible excavation, ainsi que le
montre le léger changement de direction des vaisseaux sur le bord de l'anneau sclérotical ; d'ailleurs
l'acuité visuelle est encore ici égale à 2/3. Mais au côté
temporal de la papille, dans la dépression formée par
le refoulement du tissu nerveux, on voit, au voisinage
d'une petite veine tortueuse, une collection de sang
qui se présentait à l'ophthalmoscope avec une coloration d'un rouge sombe.

Fic. 16.

EXCAVATION GLAUCOMATEUSE.

Cette profonde excavation laisse voir dans une
grande étendue de la papille, particulièrement à
son côté externe, le dessin de la lame criblée. Dans
une partie du pourtour de la papille existe une
atrophie de la choroïde. Sur la région de la macula,
on trouve à la surface de la rétine une production
fibreuse occupant les couches voisines du corps vitré
et dont l'origine est indiquée par la présence de deux
petites hémorrhagies rétiniennes qui persistent
encore. L'acuité visuelle était tombée dans ce
cas à 1/8.

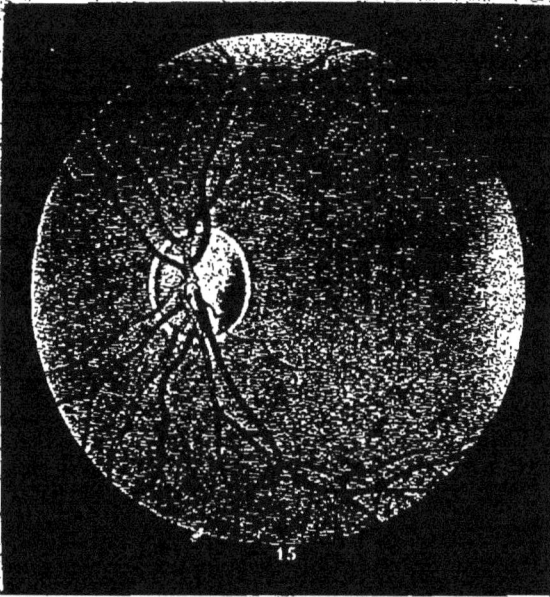

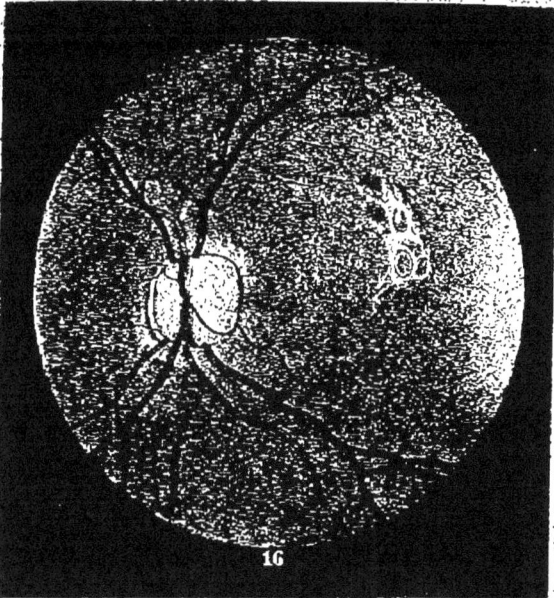

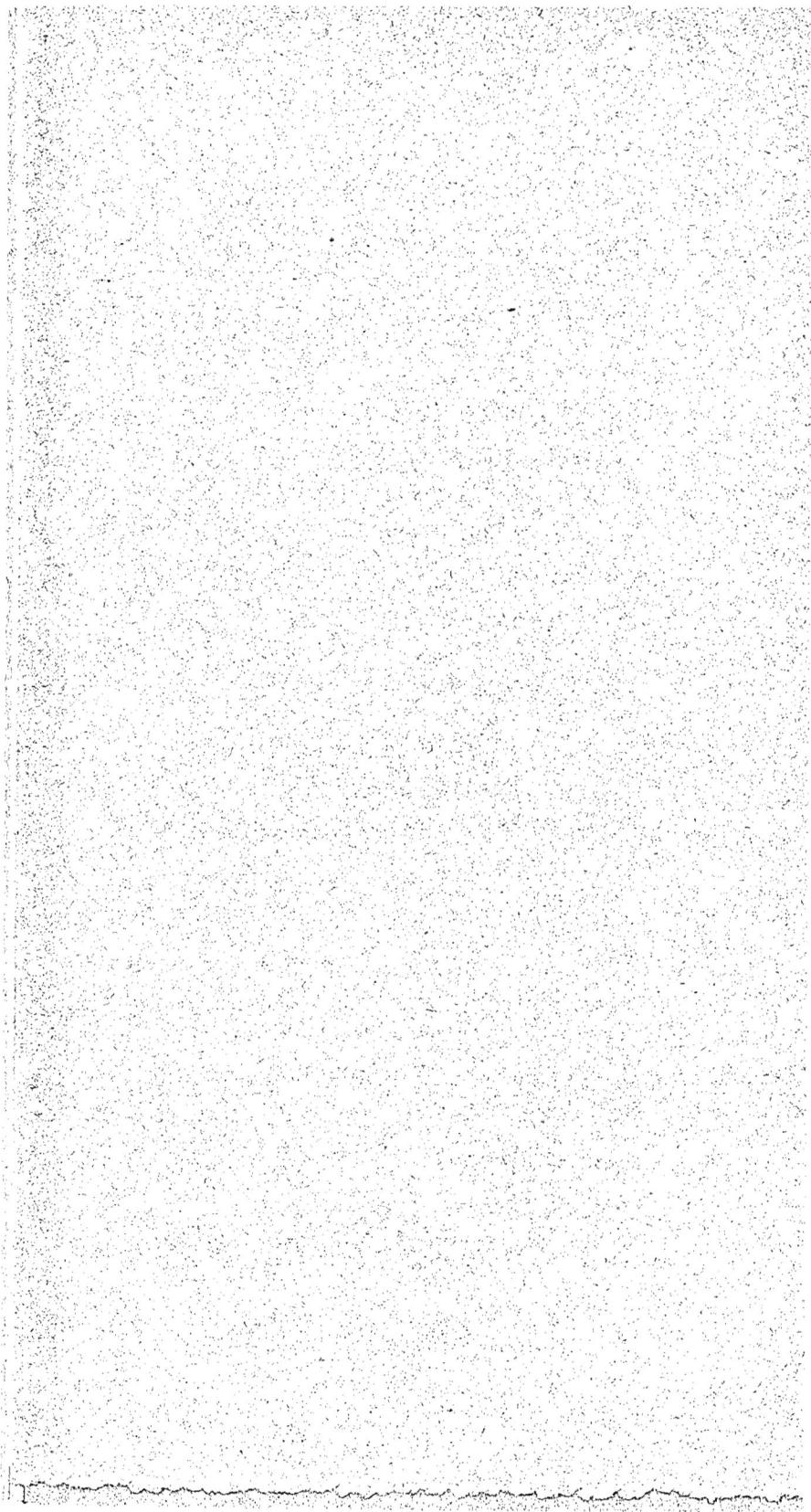

Fig. 17.

APOPLEXIE DE LA RÉTINE.

On observe des foyers hémorrhagiques d'étendue variée. La rétine est le siège d'une suffusion généralisée qui jette un trouble particulièrement sur la distribution des artères. Surtout au côté nasal de la papille se trouvent de larges hémorrhagies qui encadrent exactement le bord papillaire, comme si le sang, épanché d'abord entre les gaînes du nerf optique, avait fusé jusque dans la rétine.

Fig. 18.

ANCIEN FOYER HÉMORRHAGIQUE.

L'hémorrhagie avait occupé la région de la macula. Du sang extravasé subsiste encore en petite quantité en dehors et en dedans, mais l'apoplexie après sa résorption a laissé au centre du foyer hémorrhagique primitif une destruction de la choroïde s'accusant sous la forme d'une tache blanchâtre avec agglomération de pigment à la périphérie et dans les parties centrales.

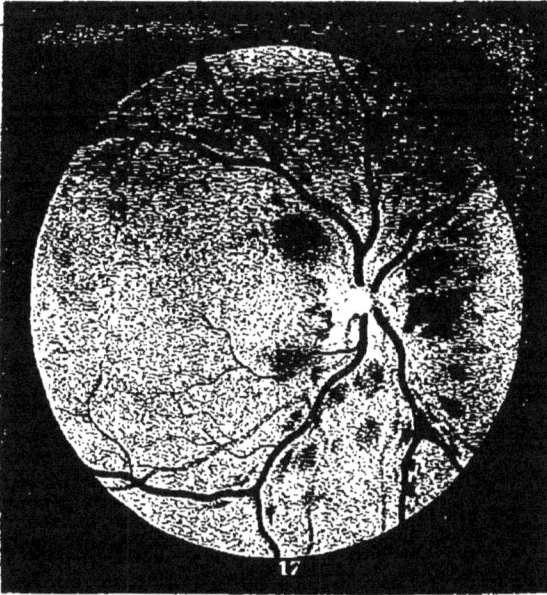

17

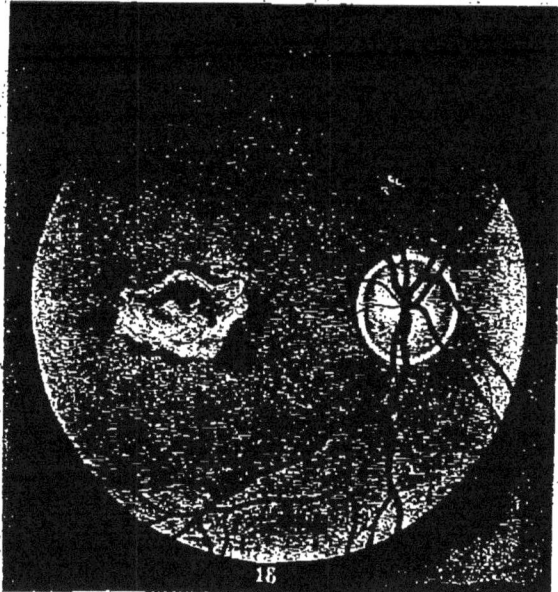

18

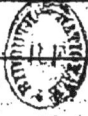

FIG. 19.

ISCHÉMIE RÉTINIENNE.

L'ischémie survenue brusquement résultait d'un épanchement intra-vaginal. Amincissement très-accusé des artères qui suivent un trajet presque rectiligne. Suffusion blanchâtre de la rétine englobant la papille et la macula. Cette dernière se détache au milieu de cet œdème sous la forme d'un anneau rouge circonscrivant un point plus clair; on peut aussi voir avec une grande netteté de nombreuses branches vasculaires très-fines qui convergent vers le point occupé par la macula. La papille blanchâtre présente des limites indécises. Aucune perception lumineuse.

FIG. 20.

ISCHÉMIE RÉTINIENNE.

L'affection ayant déterminé une cécité complète remontait à trois années. Amincissement extrême des artères; une branche artérielle se dirigeant en bas et en dehors est complétement oblitérée et se termine par un cordon blanchâtre qui se perd à une petite distance de la papille. Excavation profonde de la papille décolorée permettant de voir avec précision le dessin de la lame criblée sous forme de stries grisâtres disposées concentriquement.

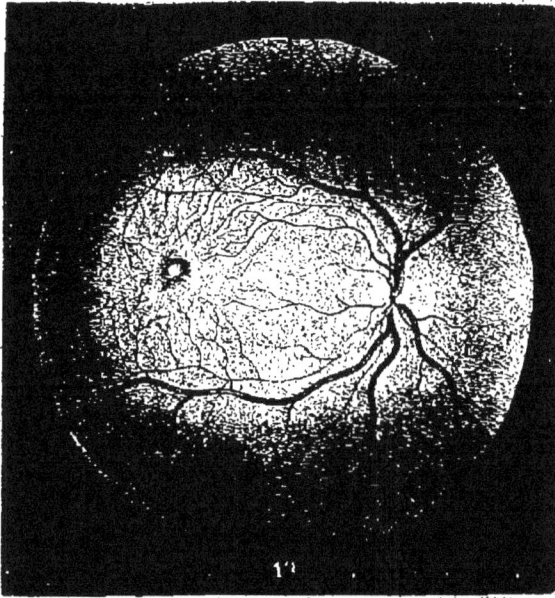

19

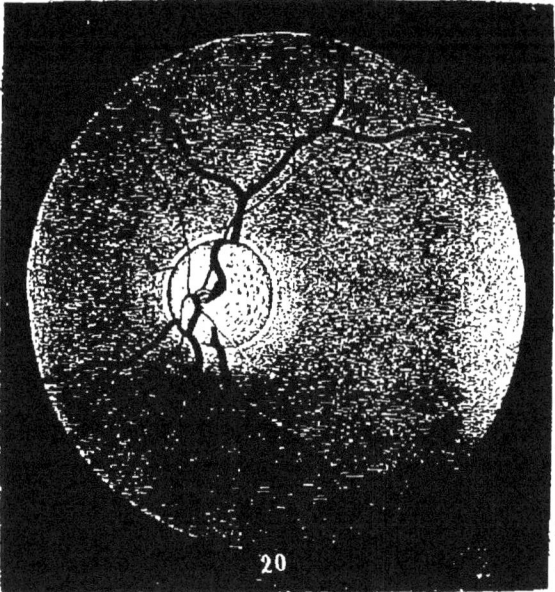

20

Fig. 21.

RÉTINITE ALBUMINURIQUE.

La rétine est le siège d'une légère suffusion qui en
a altéré la transparence. La papille, pâle, offre des limites quelque peu indécises. Dégénérescence gangliforme des fibres nerveuses. Hémorrhagies rétiniennes
dont certaines ont subi la dégénérescence graisseuse.
Petites taches exsudatives de la rétine rassemblées par
groupes. Altération des fibres de Muller autour de la
macula figurant une étoile.

Fig. 22.

RÉTINITE ALBUMINURIQUE.

Trouble diffus de la rétine voilant les contours de
la papille qui a conservé sa coloration rosée. Les artères, qui sur la papille se montrent sous la forme
de cordons blanchâtres par suite de la périvasculite
dont elles sont atteintes, se perdent à une petite distance de la papille au milieu du trouble rétinien.
Nombreuses apoplexies de la rétine ; les hémorrhagies voisines de la papille se sont pour la plupart
transformées en plaques blanches brillantes. Altération des fibres de Muller périmaculaire.

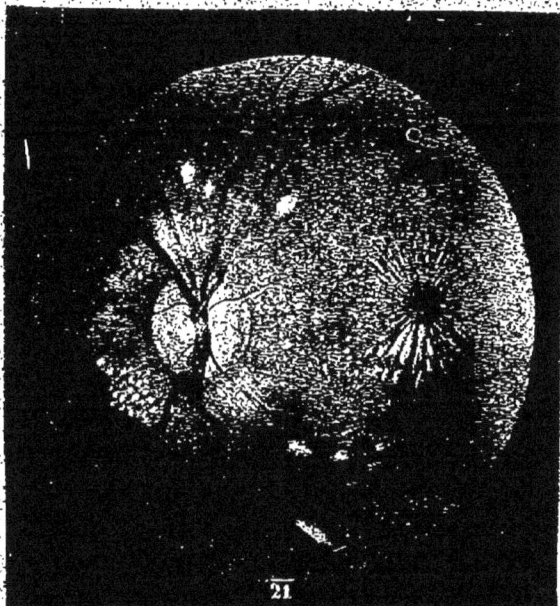

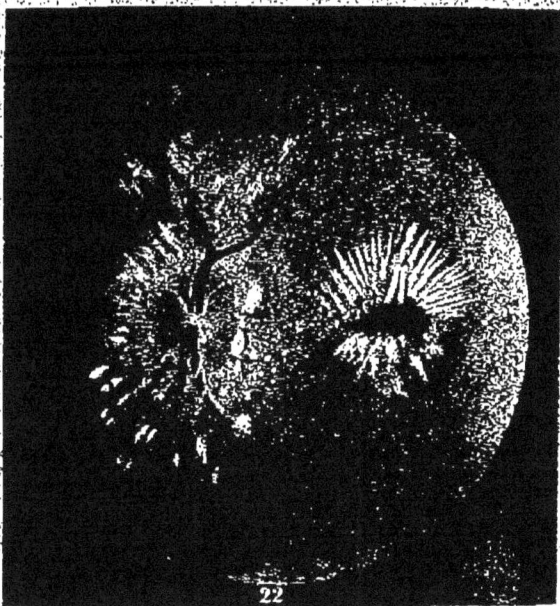

21.

22.

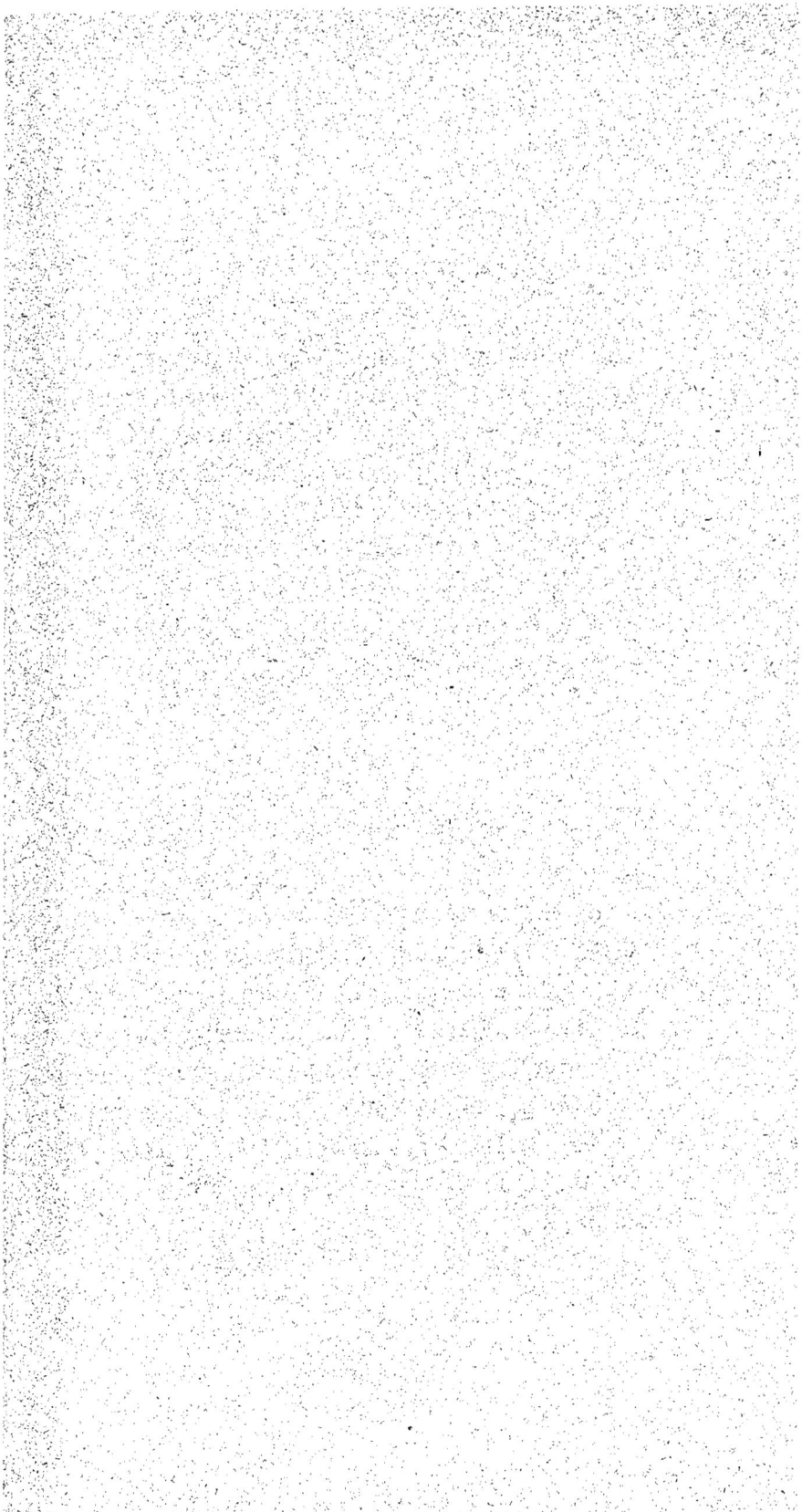

Fɪɢ. 23.

RÉTINITE DIABÉTIQUE.

Très-nombreuses hémorrhagies de la rétine, dont
beaucoup se sont transformées partiellement ou
complétement en plaques graisseuses. Les deux
gros troncs veineux qui se dirigent en haut et en bas,
du côté temporal, sont enveloppés par une couche
de sang extravasé qui leur forme comme une gaîne.
La papille, en partie décolorée, présente des limites
quelque peu incertaines par suite du manque de
transparence de la rétine.

Fɪɢ. 24.

DÉGÉNÉRESCENCE PIGMENTAIRE DE LA RÉTINE.

Surtout à la périphérie, on observe un grand nombre de petites taches noires, à forme anguleuse, offrant
des prolongements qui s'enchevêtrent avec ceux des
taches voisines. Parmi ces taches, certaines suivent
particulièrement le trajet des vaisseaux rétiniens qui
présentent un amincissement extrême. La papille
décolorée, grisâtre, à bords incertains, n'a pas changé
de niveau. Les vaisseaux offrent un amincissement
très-accusé.

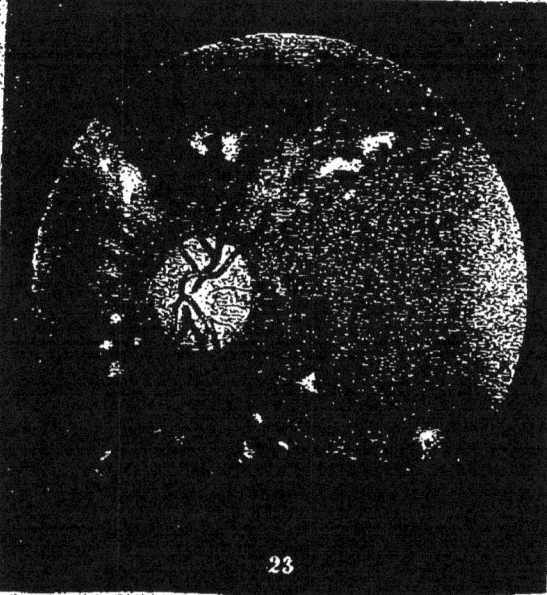

23

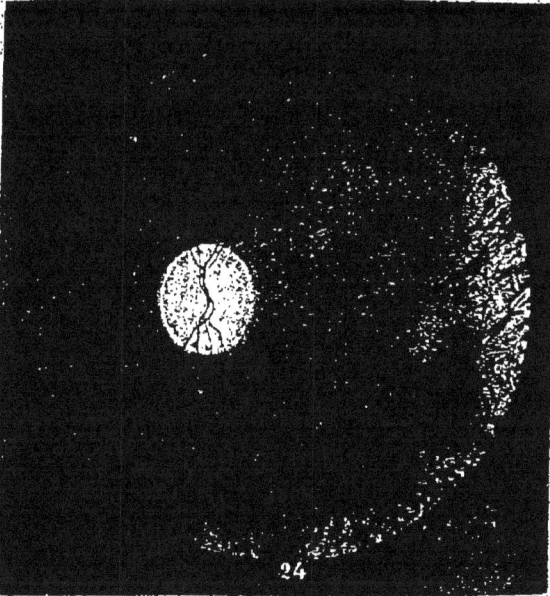

24

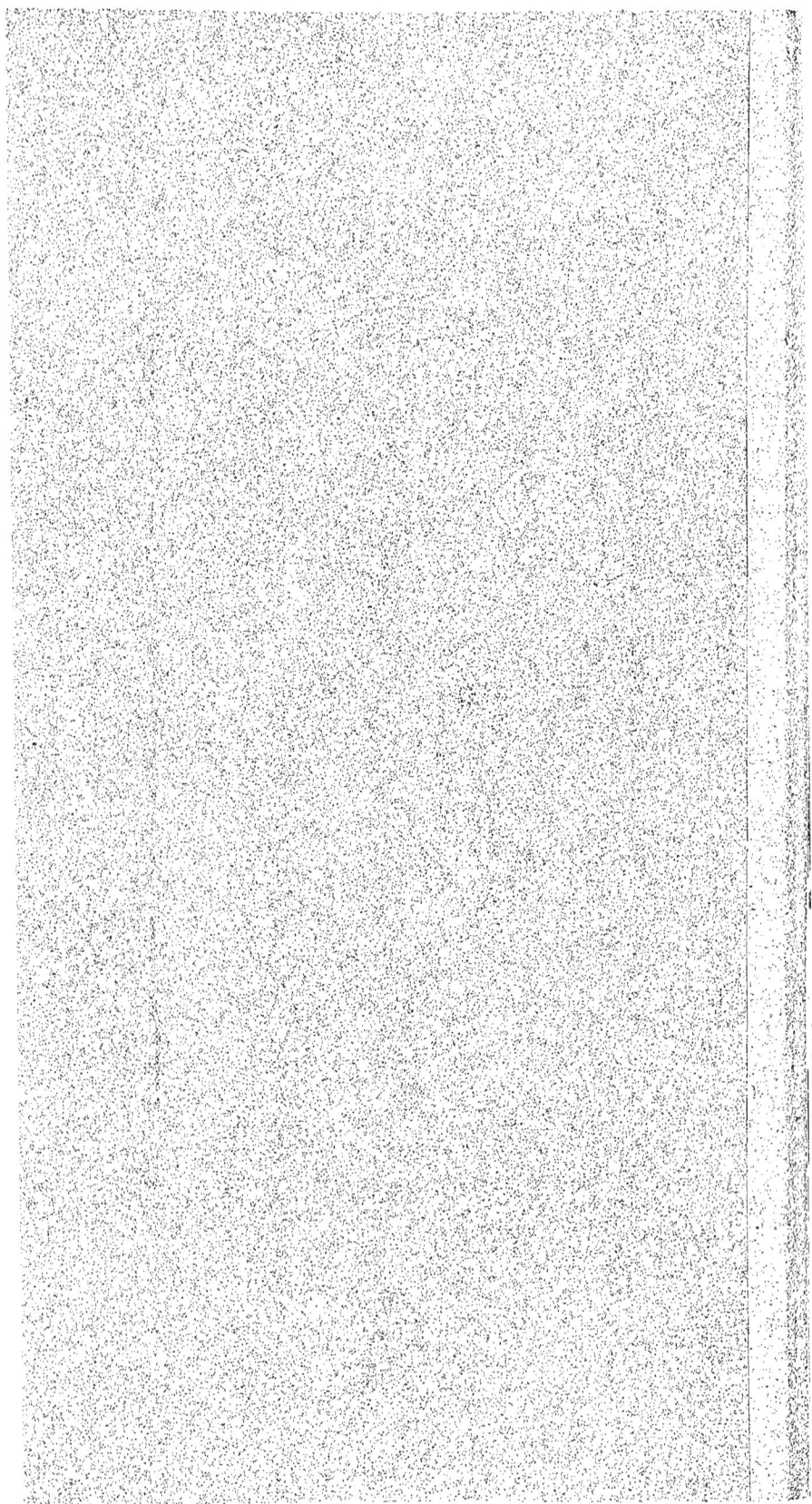

FIG. 25.

DÉCOLLEMENT DE LA RÉTINE.

Image droite. La rétine détachée forme des replis, des ondulations, sur lesquels des ombres et des reflets donnent nettement le sentiment du relief. Les vaisseaux rétiniens, qui ont perdu leur double contour, se présentent sous l'aspect de lignes fines et très-précises qui reproduisent par leurs sinuosités les circonvolutions formées par la rétine flottante.

FIG. 26.

DÉCOLLEMENT DE LA RÉTINE.

Image renversée. Haut degré de myopie avec staphylôme postérieur mal délimité. La rétine détachée ne forme qu'un léger soulèvement s'accusant par une sorte de plissement de la membrane nerveuse. Tout à fait en dehors on observe une large déchirure de la rétine. Entre les deux lèvres de la plaie, dont les bords réfléchissent vivement la lumière, se voit la choroïde à nu.

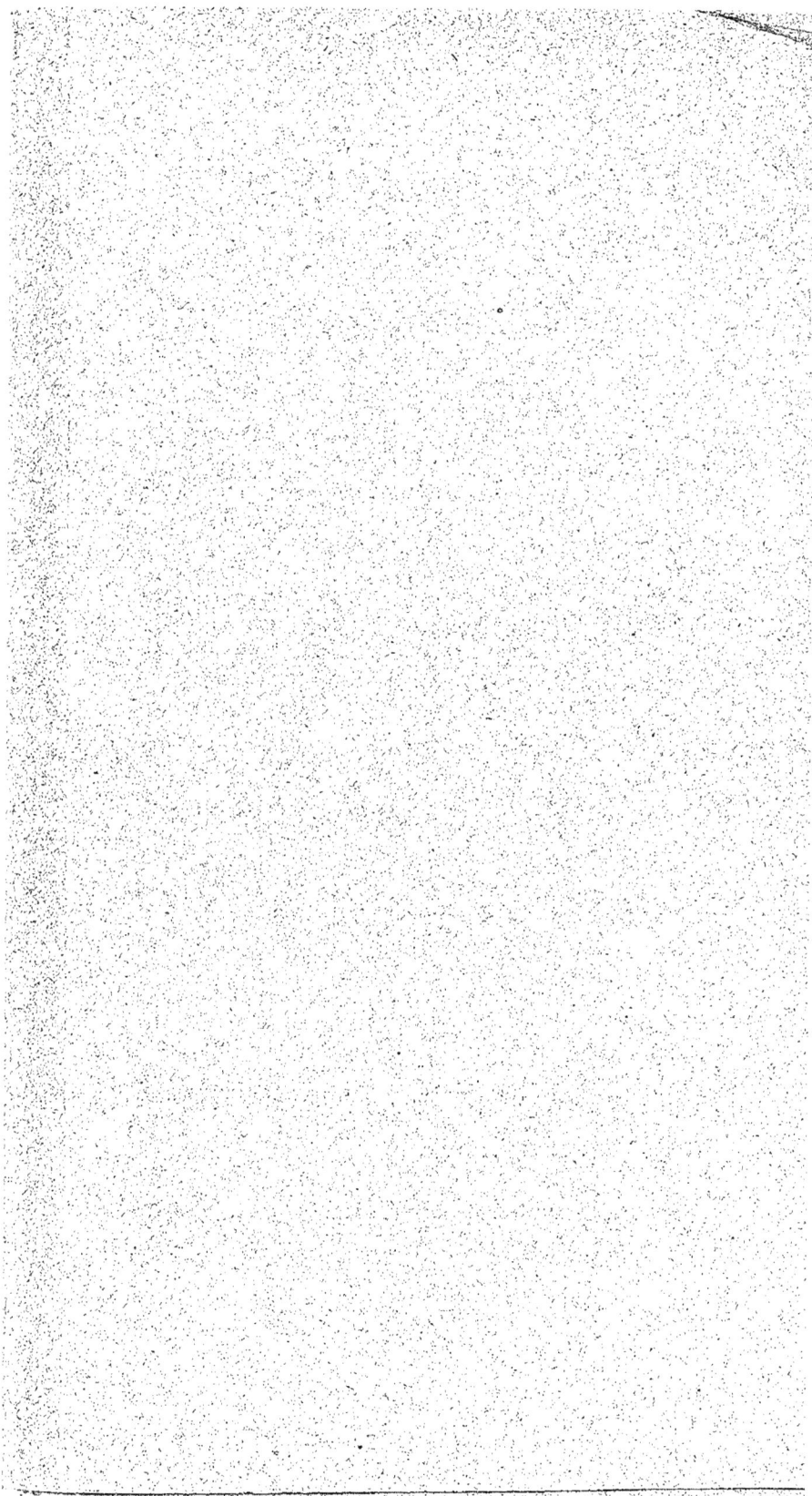

Fig. 27

STAPHYLOME POSTÉRIEUR.

Ce large staphylôme à bord nettement délimité a été observé chez une jeune fille de dix-sept ans atteinte d'une myopie très-élevée (M = 18). L'acuité visuelle après correction de l'astigmatisme dont cet œil est affecté, équivaut à 1/2. La papille se présente sous la forme d'un ovale à direction oblique. Le staphylôme coupe sur des parties saines par une ligne pigmentée qui se continue avec un semblable liseré noir bordant la papille à son côté interne.

Fig. 28.

STAPHYLOME POSTÉRIEUR PROGRESSIF.

Il s'agit ici d'un sujet de vingt-deux ans présentant avec une myopie 6 une acuité visuelle parfaite. A partir du bord externe de la papille, on trouve, outre l'anneau sclérotical, un premier staphylôme ne laissant plus voir que quelques traces des éléments choroïdiens, un second staphylôme concentrique dans lequel les vaisseaux exsangues de la choroïde se distinguent nettement, enfin un troisième staphylôme encore au début de son développement.

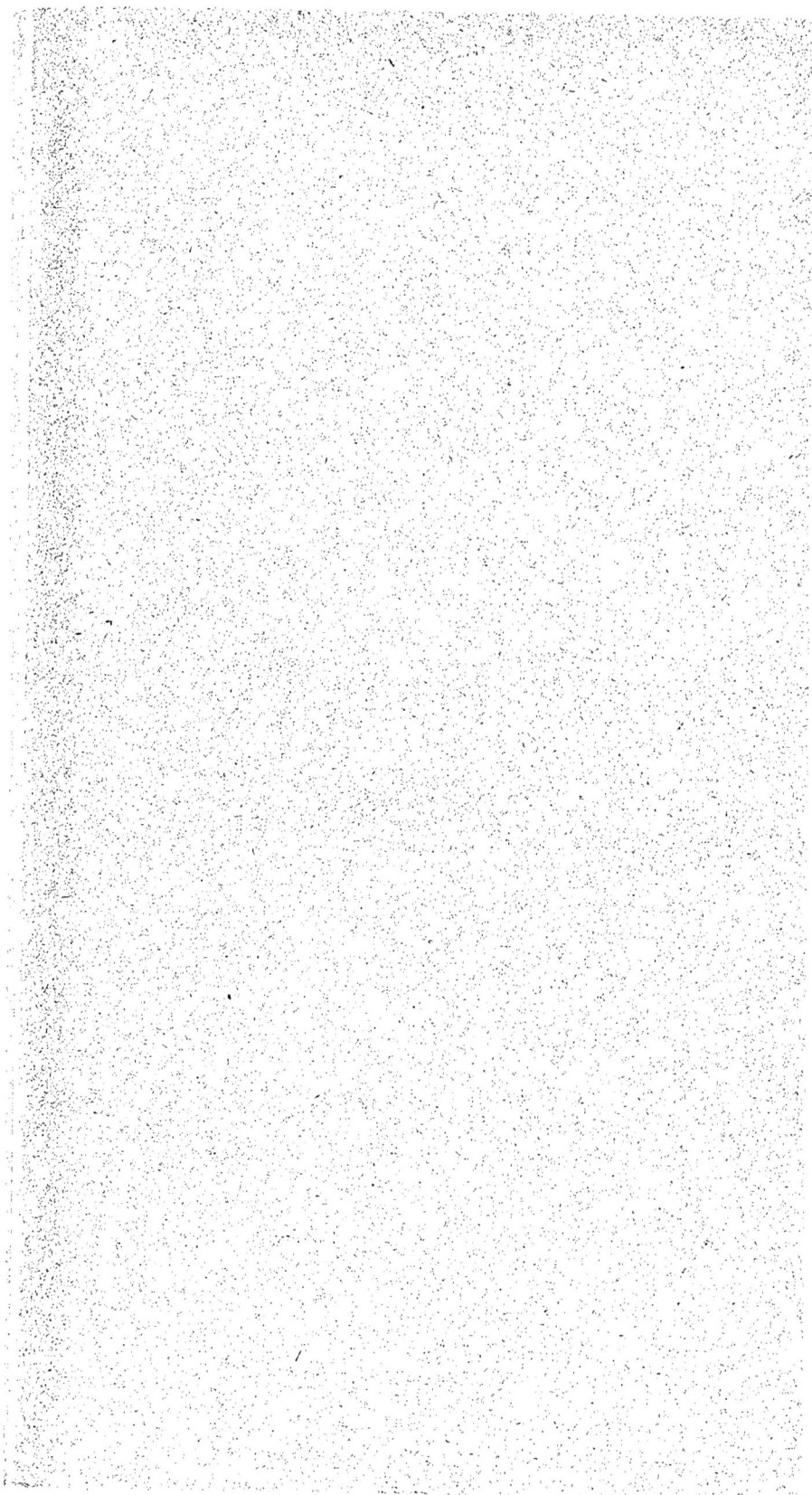

FIG. 29.

CHOROIDITE DISSÉMINÉE.

Les taches, qui sont surtout nombreuses à la périphérie et qui présentent des formes variées, souvent arrondies, offrent une coloration blanche éclatante par suite de la destruction de la choroïde. Du pigment se trouve accumulé à la périphérie des taches et souvent aussi au centre. La papille n'a pas changé d'aspect et les vaisseaux rétiniens passent dans un plan antérieur aux foyers de choroïdite.

FIG. 30.

CHOROIDITE GÉNÉRALISÉE.

Au centre se voit un enchevêtrement de taches blanches et noires résultant d'une accumulation de foyers de choroïdite arrivés à la période régressive. Plus en dehors, on trouve des taches noirâtres de choroïdite à la phase exsudative. En dedans de la papille existent des traînées de choroïdite atrophique par traction. Quant à la papille, elle se présente avec une apparence sensiblement normale.

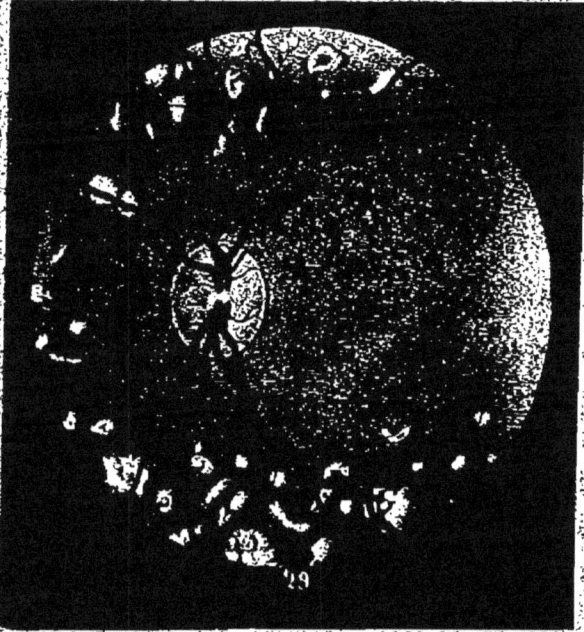

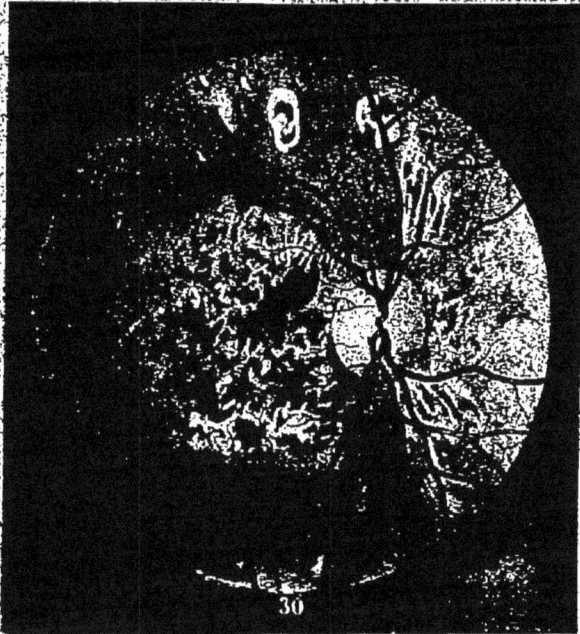

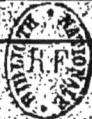

FIG. 31.

CHOROIDITE ATROPHIQUE.

Cette altération occupe sous une forme circulaire la région de la macula. La plupart des vaisseaux choroïdiens mis à nu ne reçoivent plus de sang et se présentent sous la forme de cordons blanchâtres, les plus amincis ayant pris une direction presque rectiligne. Quelques-uns sont cependant restés perméables et on peut alors voir nettement la sclérose dont sont affectées leurs parois sous l'aspect de deux lignes blanches accompagnant la colonne sanguine. La papille offre un aspect normal et est enveloppée par un stathylôme postérieur annulaire.

FIG. 32.

CHORIO-RÉTINITE SPÉCIFIQUE.

La rétine a perdu sa transparence dans le voisinage de la papille et le trouble se prolonge particulièrement le long des gros vaisseaux, ceux-ci ne reparaissant avec toute leur netteté qu'à une distance de un et demi à deux diamètres papillaires. Le disque optique peut être délimité à son côté externe malgré le voile qui l'enveloppe, mais du côté opposé il est assez difficile de discerner exactement la papille de la rétine voisine.

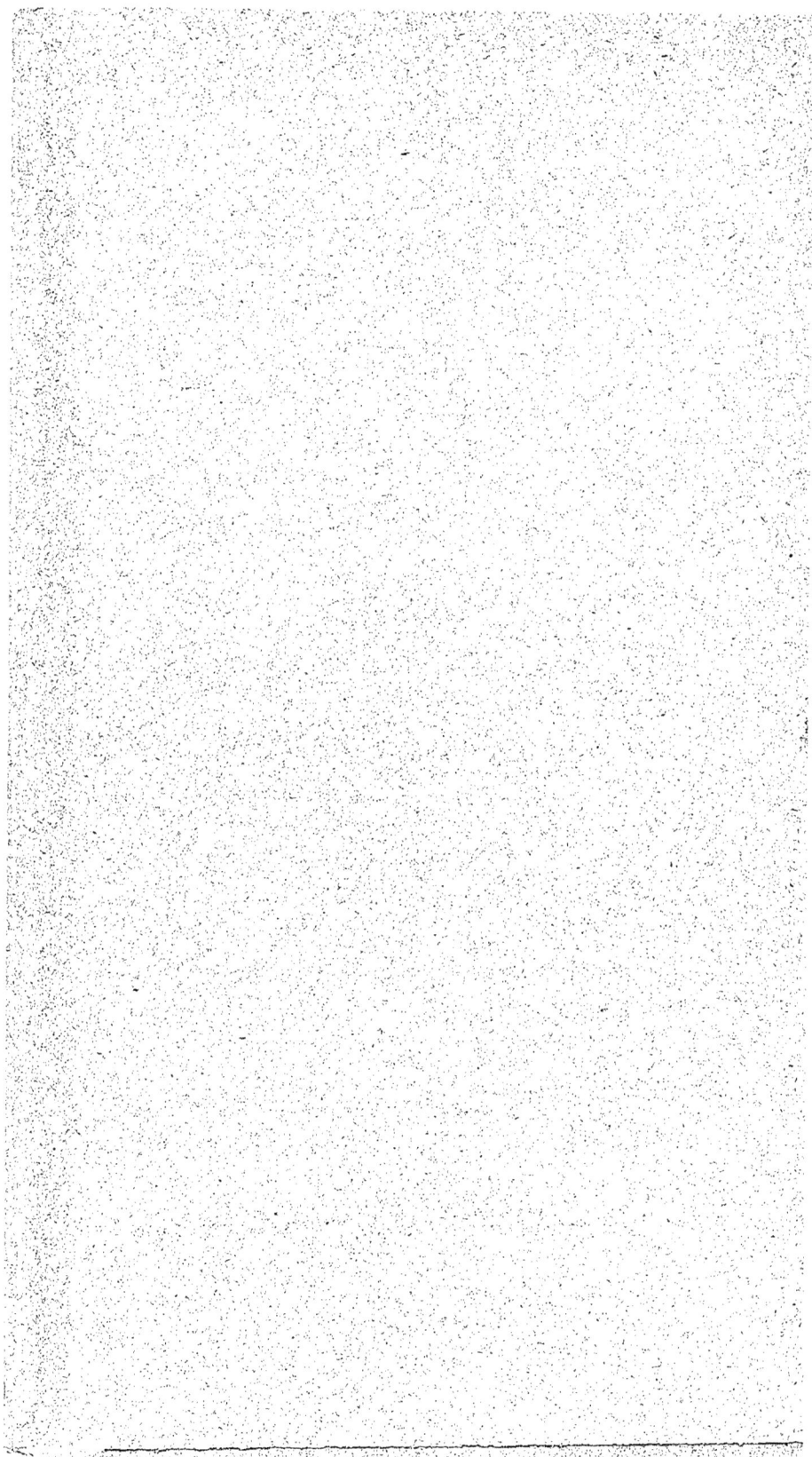

FIG. 33.

CHORIO-RÉTINITE SPÉCIFIQUE.

On voit ici une éruption de petites taches exsudatives blanchâtres d'égales dimensions, occupant la
choroïde et agglomérées par groupes au devant
desquels passent les vaisseaux de la rétine. Au voisinage de quelques-unes de ces taches se trouvent
plusieurs traînées d'atrophie choroïdienne. La papille, légèrement pâle, présente des limites quelque
peu diffuses.

FIG. 34.

CHOROIDITE CENTRALE.

La choroïdite exsudative occupant la région de la
macula s'est développée dans les interstices compris entre de petites traînées d'atrophie choroïdienne, dans
un cas de haut degré de myopie (15 dioptries). Sur
le staphylôme postérieur, dans l'étendue duquel la
sclérotique se trouve presque dénudée, on peut voir
plusieurs vaisseaux choroïdiens décrire une anse ; la
choroïde au voisinage était le siège d'une atrophie
diffuse.

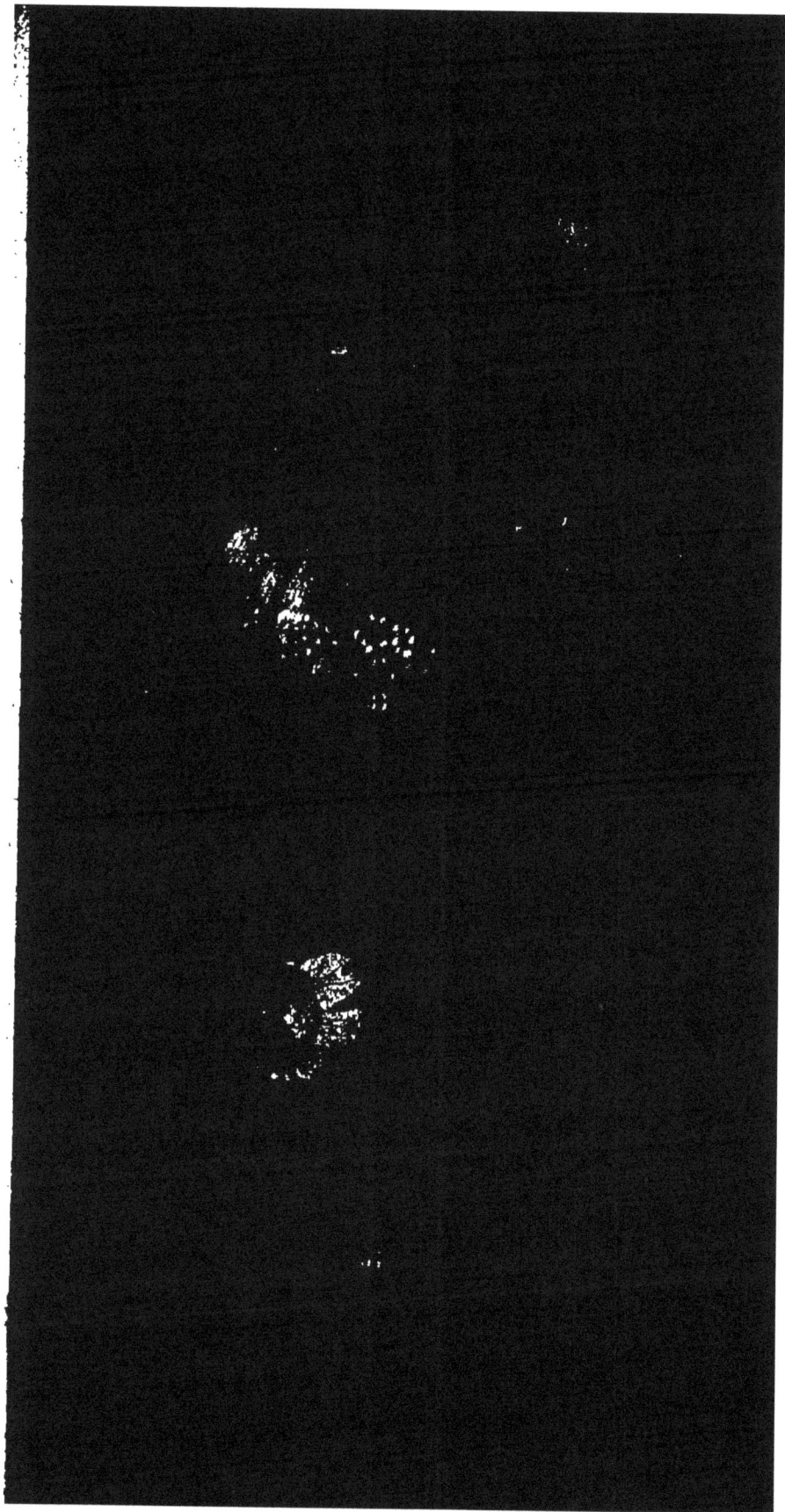

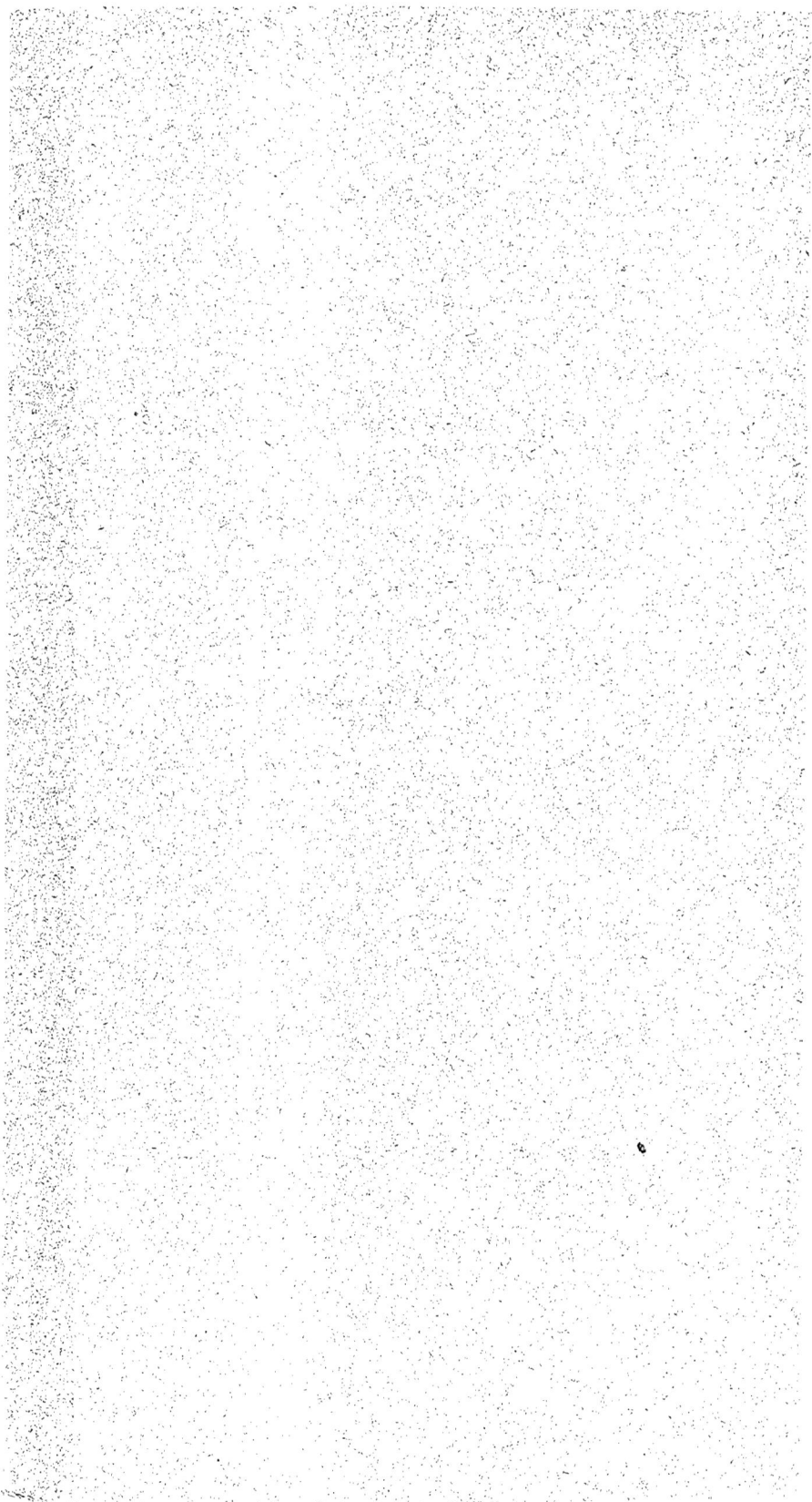

FIG. 35.

CHOROÏDITE CENTRALE.

Cette choroïdite ancienne parvenue à la période atrophique s'était développée sur la macula d'un œil fortement myope. Sur un fond blanchâtre, formé par une destruction incomplète de la choroïde, on voit un premier cercle pigmenté qui marque les limites occupées par la choroïdite, puis une seconde ligne noirâtre, indice de la surface couverte par l'épanchement sanguin qui accompagne habituellement cette forme de choroïdite.

FIG. 36.

ATROPHIE CHOROIDIENNE CENTRALE.

Les plaques atrophiques de la choroïde siégeant au voisinage de la macula sont entremêlées de petites taches noirâtres exsudatives. Le staphylôme postérieur très-étendu offre un contour irrégulier et présente parallèlement au bord papillaire un reflet qui indique l'existence d'une sclérectasie. Une grande étendue de la choroïde, particulièrement au voisinage de la papille et du staphylôme, montre un certain degré d'atrophie ayant eu pour effet de mettre à découvert les vaisseaux choroïdiens. Du bord interne de la papille partent deux traînées de choroïdite en bandelette.

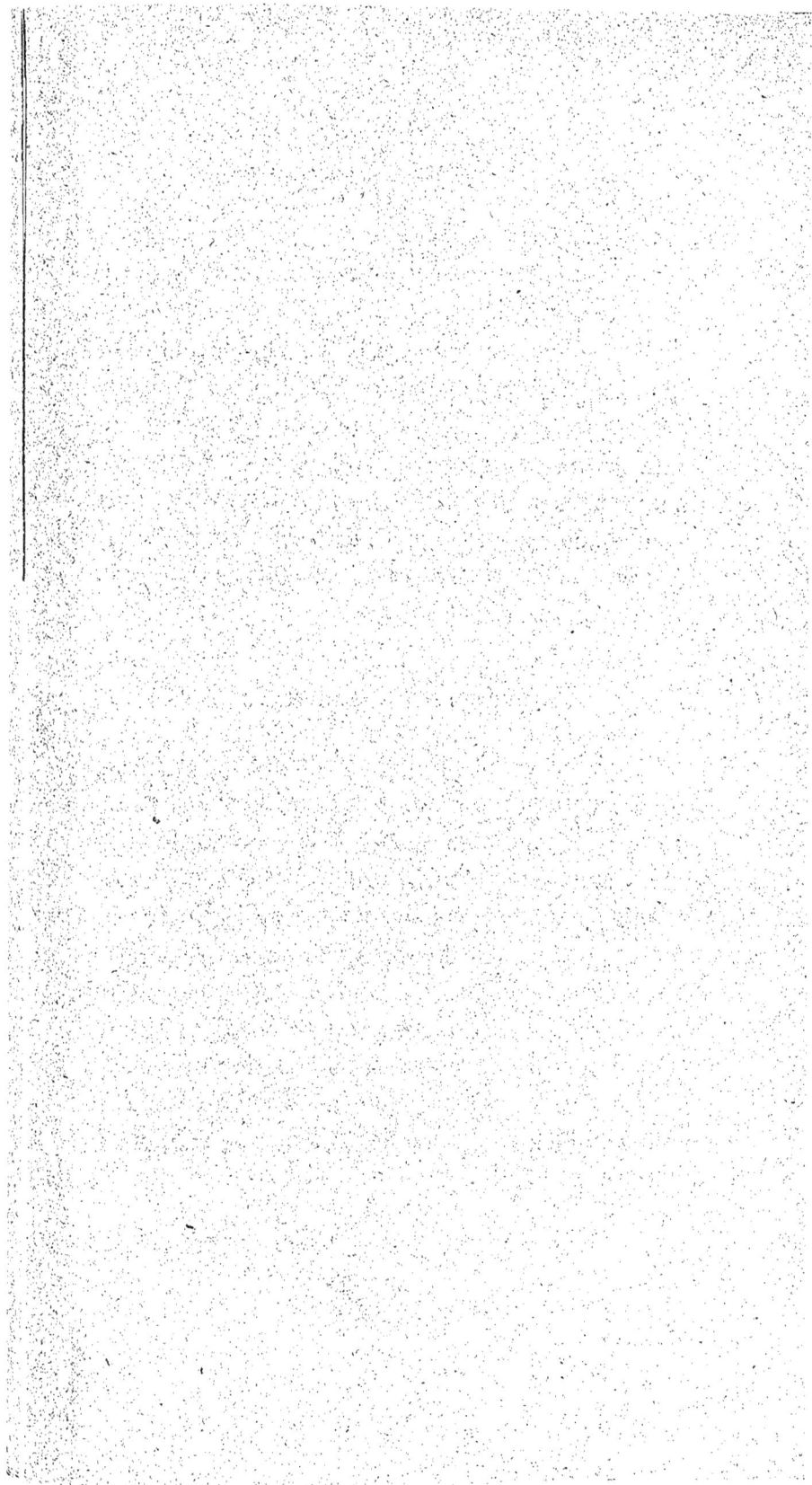

FIG. 37.

RUPTURE CHOROÏDIENNE.

Cette rupture de la choroïde était consécutive au choc d'un porte-allumettes sur le globe de l'œil. A part la longue bandelette blanchâtre qui s'étend au-dessus de la papille (image renversée) en contournant la région de la macula, bandelette au-devant de laquell passent les vaisseaux rétiniens, on peut voir, affectant les mêmes rapports avec ces derniers, quatre autres petites déchirures choroïdiennes dirigées concentriquement à la papille. Celle-ci n'avait pas souffert et l'acuité visuelle conservée était égale à 1/5

FIG. 38.

RUPTURE CHOROÏDIENNE.

La déchirure fut produite à la suite d'une blessure de la joue par une fourche qui heurta violemment le maxillaire. Elle correspond à la bandelette blanchâtre qui s'étend horizontalement et contourne la papille. Quant aux prolongements ramifiés qui partent de la traînée verticale, où se voit par places une accumulation de pigment, ils sont la conséquence d'une organisation fibreuse occupant le corps vitré, ainsi que le rapport des vaisseaux de la rétine qui passent au-dessous de ces prolongements le démontre. Atrophie complète de la papille. Aucune perception lumineuse.

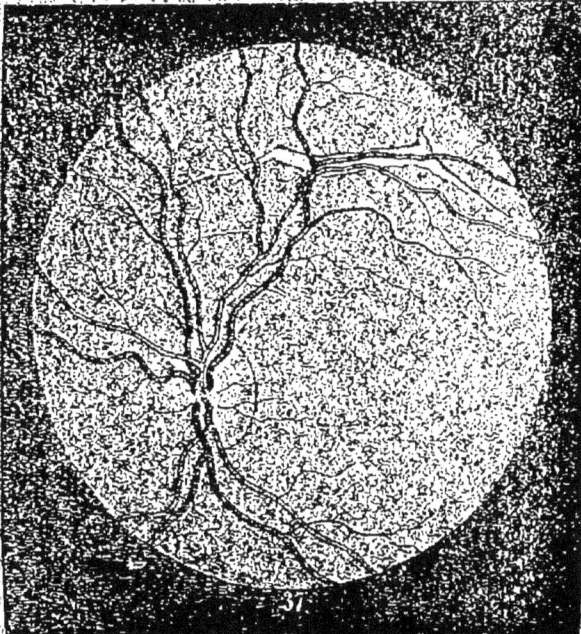

37

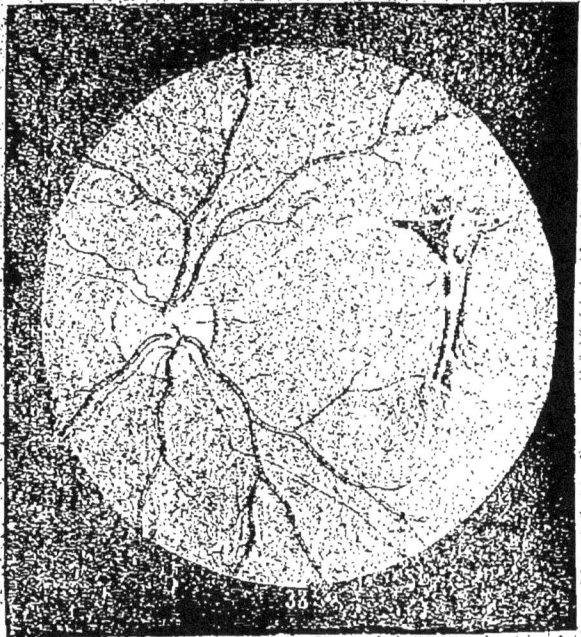

38

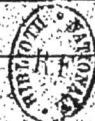

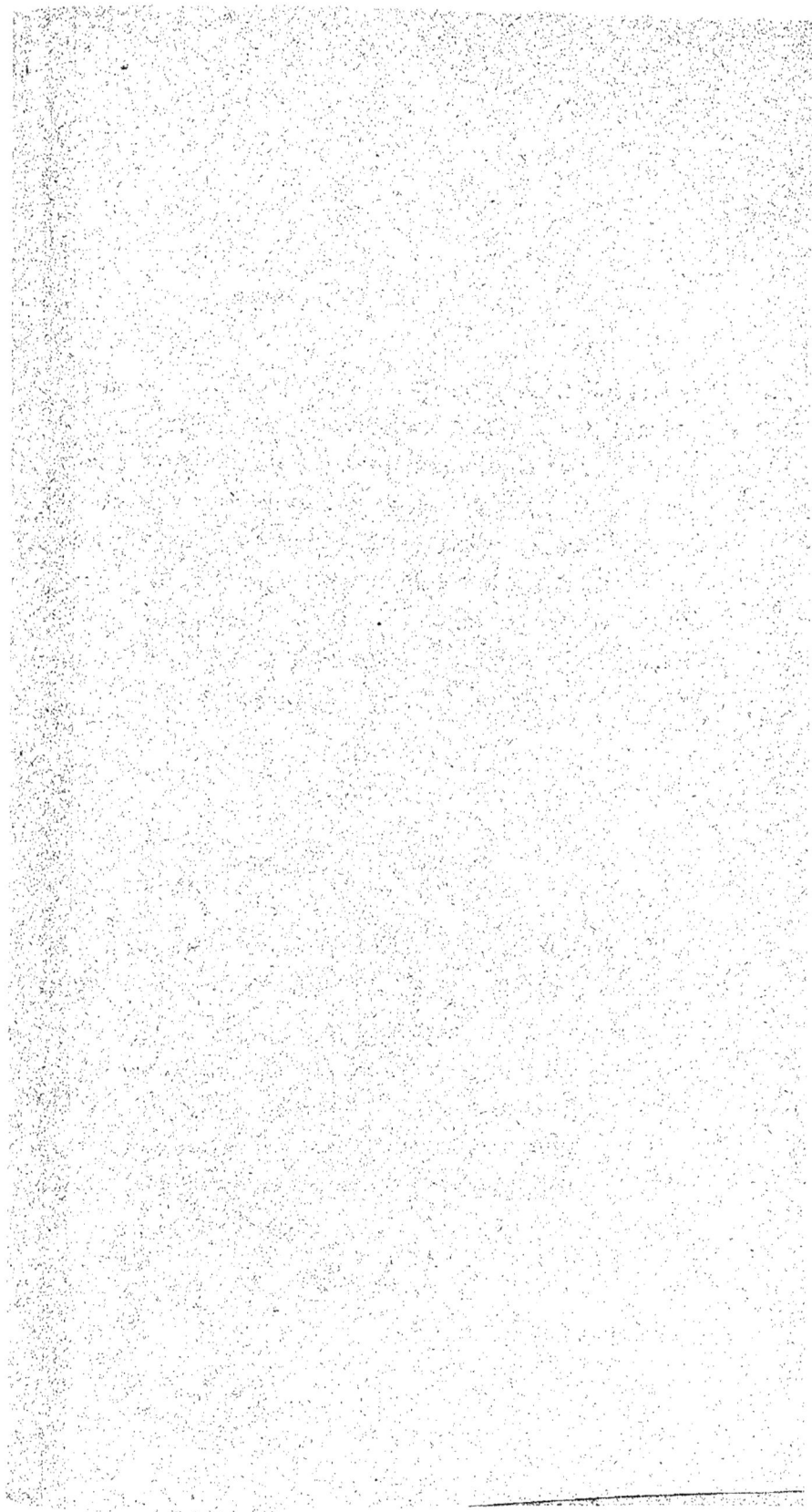

Fig. 39.

COLOBOMA DE LA CHOROIDE.

La lésion siège un peu en dehors de la macula
suivant une direction horizontale. Sur le fond clair
formé par le coloboma, qui tranche nettement sur
les parties voisines, se voient quelques vaisseaux
choroïdiens. Un petit vaisseau de la rétine s'étend
aussi en bas sur le coloboma. Du pigment est accumulé par places, surtout à la périphérie, et forme
dans la partie externe du coloboma une sorte de couronne. Intégrité de la papille. Acuité visuelle 1/3.

Fig. 40.

COLOBOMA DE LA CHOROIDE.

L'altération occupe la macula. Un large anneau de
pigment la circonscrit. La sclérotique dans le point
où la choroïed fait défaut est déprimée en arrière et
offre une sorte de plissement. On voit aussi, comme
dans la figure précédente, de petites taches pigmentées, arrondies, au voisinage du coloboma. Papille
et vaisseaux rétiniens normaux. Acuité visuelle 1/3.

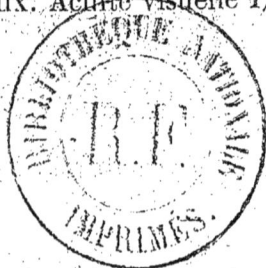

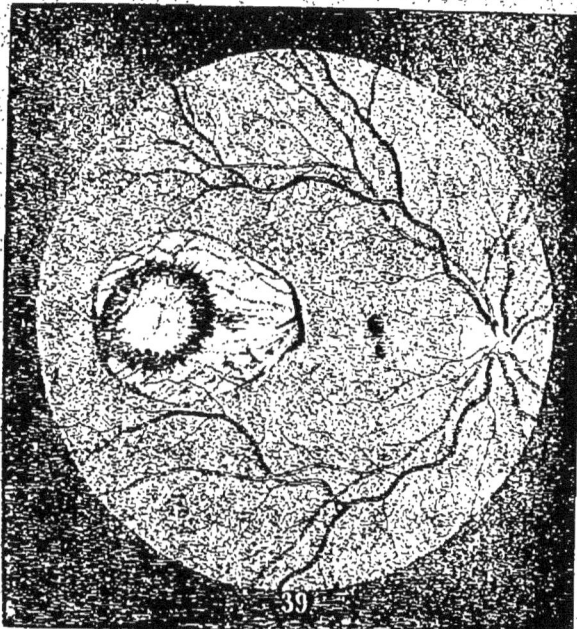

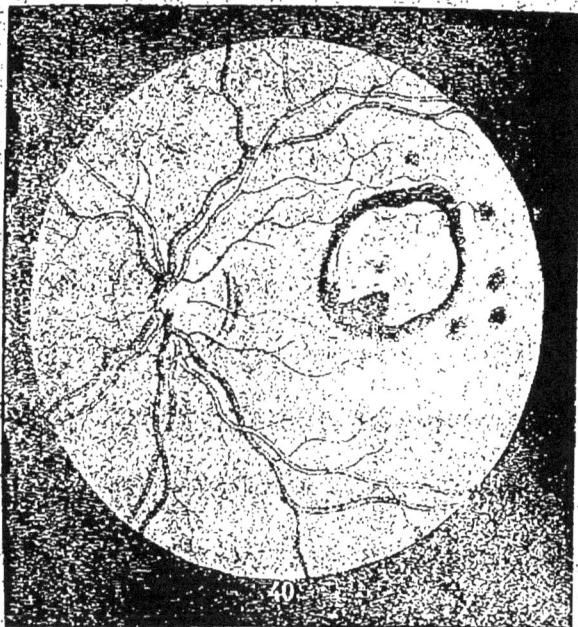

39

40

www.ingramcontent.com/pod-product-compliance
Lightning Source LLC
Chambersburg PA
CBHW070242200326
41518CB00010B/1657